Grávida, eu? O que preciso saber agora?

Dr. Sergio Amaral Miranda

Grávida, eu? O que preciso saber agora

Redação final
FÁTIMA VALENÇA

Prefácio
DR. LUÍS EDUARDO VAZ MIRANDA

2ª edição

NOVA ERA

CIP-Brasil. Catalogação-na-fonte
Sindicato Nacional dos Editores de Livros, RJ.

Miranda, Sergio Amaral
M646g Grávida, eu?: o que preciso saber agora? / Sergio Amaral Miranda. –
2ª ed. 2ª ed. – Rio de Janeiro: Nova Era, 2010.

ISBN 978-85-7701-327-2

1. Gravidez. 2. Cuidado pré-natal. 3. Parto (Obstetrícia). 4. Cuidado pós-natal. 5. Lactente – Cuidado e higiene. I. Título.

CDD – 618.24
04-0916 CDU – 618.2-082

Ilustrações: Simone Villas-Boas

Impresso no Brasil

ISBN 978-85-7701-327-2

À saudosa memória de
Maria Cristina de Lacerda Rodrigues.
Beleza, Inteligência, Cultura,
Companheirismo, Dedicação e Afetuosidade.
Recordações e incentivos para continuar.

Aos milhares de casais grávidos e gestantes
com quem muito aprendi ao longo desses 28 anos
de atuação e àqueles que, no futuro, ainda a eles se juntarão;

À Silvia Leitão pelo estimulante convite
e confiança;

À Fátima Valença pela parceria e amizade;

Aos meus filhos Adriana, Paula e Lucas
pela paciência e compreensão
nos meus longos momentos de
isolamento criativo;

A todos que difundirem algumas das idéias
e informações aqui contidas.

Sumário

GRÁVIDA, EU? O QUE PRECISO SABER AGORA?

Prefácio

"Crescei-vos e multiplicai-vos."

HÁ ALGUMAS DÉCADAS, um grupo de antropólogos de Cleveland, nos Estados Unidos, estudou quase três centenas de agrupamentos populacionais muito primitivos, então existentes no mundo. Dentre as inúmeras particularidades comportamentais identificadas em grande parte dessas "tribos", despertou atenção a participação de uma figura feminina, por eles chamada de *doula*, presente e atuante durante o trabalho de parto de outras mulheres, a quem buscava ajudar e proteger de um medo natural. Puderam observar que as *doulas* eram quase sempre mais velhas, com enorme capacidade de associarem a experiência de seus próprios partos anteriores a uma capacidade ímpar de assistirem as "quase-mães" durante as contrações e dores do parto. Com sua extrema influência e generosidade, conseguiam transmitir tranqüilidade e segurança às novas mães, tornando menos doloroso e, por que não, mais prazeroso o ato de parir. Presença semelhante também existiu em nosso meio, quando as parteiras usavam de sua maternal influência para ajudar muitas grávidas a vencerem o medo e a dor, em especial de seus primeiros partos.

Com a "medicalização" excessiva do parto, própria dos tempos recentes, substituiu-se o espaço das *doulas* e parteiras por um cenário hospitalar de maior segurança tecnológica, para o binômio mãe-filho, porém mais gerador de medo e ansiedade.

Aceitando como verdadeira a alegação que diz "...tememos mais aquilo que desconhecemos...", entende-se a importância de um saudável preparo (físico e emocional) para a tranqüilidade e sucesso de um parto. Por isso, foi com grande entusiasmo que tomei conhecimento de *Grávida, eu? O que preciso saber agora?*, com o qual o Dr. Sergio Amaral Miranda busca e consegue, com linguagem extremamente coloquial e estratégia mais inteligente ainda, informar aos casais sobre todas as modificações físicas e emocionais próprias da gravidez, parto e pós-parto. Valendo-se da história verdadeira de um casal grávido pela primeira vez, Dr. Sergio transmite, com toda a elegância, os ensinamentos que resultarão em pais bem-informados, com isso tornando conhecido o desconhecido. Tendo se beneficiado de preparo semelhante quando do nascimento, nos Estados Unidos, da minha primeira filha, não poderia receber, com menos carinho, esse livro.

Lembrando a Dra. Virginia Apgar — uma anestesista americana que, na década de 1950, criou o escore que leva seu nome para, entre outras coisas, fixar a atenção de seus discípulos sobre o recém-nascido —, o Dr. Sergio Amaral Miranda, também um anestesista, utilizou-se de suas histórias para educar os novos pais sobre toda a magia que envolve o processo da gravidez, parto e criação de um novo bebê. A leitura fácil de seu texto, em uma tarde chuvosa do Carnaval de 2004, me fez sentir saudades das quatro vezes que eu e minha mulher estivemos grávidos. Agora que os filhos estão crescidos, que venham os netos...

DR. LUÍS EDUARDO VAZ MIRANDA
Diretor Médico do CEPERJ — Centro de Prematuros
do Estado do Rio de Janeiro e
da UTI Neonatal da Casa de Saúde São José.
Ex-presidente da Sociedade Brasileira de Pediatria.

Apresentação

QUANDO SILVIA LEITÃO, editora-chefe da Nova Era, selo do Grupo Editorial Record, me propôs escrever um livro com base nos cursos que ela acabara de freqüentar com seu marido, fiquei realmente lisonjeado. Argumentei já ter publicado pela Editora Sprint em 1986 um trabalho destinado à preparação física da gestante: *ginástica para gestante*.

Após avaliá-lo, Silvia insistiu no convite, sugerindo que esta nova empreitada tivesse um enfoque semelhante ao dos cursos que ela considerava muito interessante e inovador.

Sucumbi a seus argumentos. Comecei a estruturar o conteúdo da obra. Como solicitado, tomei como base os temas abordados nos Cursos de Orientação para Casais Grávidos, que coordeno na Casa de Saúde São José, no Rio de Janeiro.

Neles, ao contrário do que acontece na maioria das publicações disponíveis sobre o assunto, as informações dadas aos casais priorizam e enfatizam a normalidade dos acontecimentos que envolvem um ciclo gravídico-puerperal e os cuidados com o bebê. Afinal representam mais de oitenta por cento deles.

Isto posto, restava-me definir qual a melhor maneira de fazê-lo. Procurei fugir um pouco da linha meramente didática. Optei pela forma que me pareceu agradar mais aos possíveis leitores. Narrar as experiências de Vânia e Paulo desde o momento em que se conheceram, namoraram, casaram, engravidaram e tornaram-se pais do Lucas. Os comentários técnicos permeariam a narrativa das etapas e situações vividas pelo casal da maneira menos enfadonha possível. Esta era a intenção. Concretizá-la, a maior das dificuldades.

Recorri, por indicação da própria Silvia, à colaboração da dramaturga, escritora e roteirista Fátima Valença. Estabelecemos uma profícua parceria e uma promissora amizade. Foram meses de intenso trabalho e intercâmbio pela Internet. Aprendi muito com seu vasto conhecimento literário e sua facilidade em escrever textos. Sem ela, dificilmente estaria redigindo esta introdução.

Estejam certos, colocamos o melhor de nós neste trabalho. Esperamos que o público, destinatário desta obra, concorde com isso.

A gestação desta obra

Lá pelo início de 1976 três de nossas mulheres — éramos quatro médicos e amigos — encontravam-se coincidentemente grávidas. Além das visitas aos shoppings, dos programas sociais nos finais de semana, certo dia decidiram procurar um local onde pudessem fazer exercícios específicos e obter algumas informações úteis que lhes ajudassem a vivenciar tão maravilhoso período de suas vidas.

Após nossas respectivas e entusiásticas aprovações, dirigiram-se todas a um clube no Leme, orla marítima na zona sul da cidade do Rio de Janeiro, não só pela proximidade de onde morávamos como também por ter sido a única indicação obtida. Ao retornarem depois do primeiro dia de atividades, fomos surpreendidos com as mais veementes críticas. Haviam detestado desde as instalações, totalmente inadequadas, até o conteúdo das palestras. Estavam frustradas com a iniciativa decepcionante que tiveram.

Algumas semanas depois, quando nos encontrávamos — os quatro médicos e amigos — reunidos num papo descontraído, aproveitando a escala de plantão que a nenhum de nós atingiu, fomos interrompidos pelas três de nossas mulheres grávidas com um desafio com ares de ultimato.

— Estivemos pensando e concluímos que vocês deveriam fundar um local onde nós, gestantes, pudéssemos encontrar tudo aquilo que procuramos.

"Um espaço agradável para a prática de exercícios específicos e cursos com informações sobre a gestação, o parto e o recém-nascido.

"Tudo num mesmo lugar e com total profissionalismo e segurança."

Elas estavam decididas e nós, boquiabertos. Já refeitos, tentamos retomar o nosso assunto inicial, mas foi impossível. O tema levantado por elas volta e meia ocupava o centro da nossa conversa. Fundar um local? Mas como? Onde? Com que recursos? Que características? Em várias outras oportunidades pudemos desenvolver o mesmo tema. Percebemos que, para realizar tal propósito, precisaríamos criar uma firma comercial. Além de médicos e amigos, seríamos também sócios.

Começamos a providenciar a documentação e a cumprir todos os trâmites legais exigidos. Precisávamos encontrar um espaço generoso que pudesse abrigar as instalações necessárias. E, finalmente, criar uma marca que fosse ao mesmo tempo sugestiva, simples e de fácil memorização. Tudo isto em pouquíssimo tempo disponível, senão nossas mulheres grávidas não chegariam a se beneficiar com a própria idéia.

Inúmeras sugestões foram apresentadas pelo grupo e, sempre com a participação crítica de nossas gestantes, várias foram descartadas. Finalmente chegamos a um consenso: o nome seria GESTÉTICA — Clínica de Ginástica Médica para Gestantes Ltda. O que parecia um rompante de gestantes caprichosas e exigentes, uma vaga idéia, uma utopia talvez, tornava-se uma palpável e agradável realidade.

Entretanto, logo nos deparamos com uma exigência bastante prática e premente. Quem ficaria à frente da clínica, administrando, organizando e estruturando suas atividades? Contratando médicos, psicólogos, professores de educação física com experiência no trabalho com gestantes e casais grávidos, secretárias, pessoal da manutenção e limpeza etc.?

— Sergio, você terá que ocupar esse cargo. Você é o único entre nós que não exerce mais a obstetrícia e possui pós-graduação em Administração Hospitalar — vaticinaram meus colegas e, já agora, pensei eu, nem tão amigos. E o pior: eles estavam cobertos de razão.

Formado em 1971, atuando desde então na Obstetrícia e Ginecologia, acabara de optar pela anestesia, tendo me especializado no Serviço do Professor Renato Ribeiro no Hospital do IASERJ, no centro da cidade do Rio de Janeiro, credenciado como Centro de Ensino e Treinamento (CET) pela Sociedade Brasileira de Anestesiologia. Em 1974 graduara-me no Curso de Administração Hospitalar ministrado pelo Professor Genisson Amado na Escola Médica de Pós-Graduação da Pontifícia Universidade Católica (PUC) do Rio de Janeiro.

Diante desses fatos, não pude me esquivar do honroso "convite", assumindo a direção médica e administrativa da clínica na qualidade de sócio-gerente.

Inúmeras medidas tinham de ser tomadas, a principal delas era encontrar um local apropriado para as atividades a que nos propúnhamos. Finalmente uma área de 150 m^2 num dos melhores pontos de Copacabana atendeu plenamente às nossas necessidades. Iniciamos então a montagem da clínica, que dispunha de uma recepção, um salão espelhado e com barras para a prática da ginástica com mais de 60 m^2, um auditório com 30 lugares para ministrar os cursos de orientação, uma saleta para entrevista médica e psicológica, vestiário e banheiros. As obras apresentavam ótimo andamento, permitindo prever para dentro de pouco tempo a data da inauguração.

Entretanto, mal sabia eu das surpresas que ainda estavam por acontecer. Ao começar a estruturar as atividades propostas, deparei-me com uma incrível e aterradora realidade. Na literatura médica mundial praticamente muito pouco ou quase nada havia sido escrito sobre ginástica na gravidez. Quanto à psicoprofilaxia obstétrica, ou seja, os cursos de orientação para gestantes e casais grávidos nos quais enfocava-se mais os aspectos afetivo-emocionais e a informação, esta dispunha de extensa e variada bibliografia produzida por renomados autores nacionais e internacionais.

Sendo assim, precisava o quanto antes fundamentar o trabalho físico com gestantes conferindo-lhe eficiência, segurança e confiabilidade, já que havia muito pouco tempo para que nossas esposas pudessem desfrutar dos benefícios oferecidos pela Clínica Gestética.

Não me restou outra alternativa senão aliar os conhecimentos e a vivência adquiridos durante minha prática obstétrica aos aspectos antropológicos, cinesiológicos e às recentes conquistas obtidas no conhecimento da fisiologia do exercício. O resultado desta integração, depois de exaustivas noites de estudo, foi o Método Gestética de preparação física e psicológica na gravidez.

A Clínica Gestética já poderia ser finalmente inaugurada, o que aconteceu no dia 22 de julho de 1976. Nossas mulheres grávidas dispunham agora de um local apropriado para exercitar seu corpo, receber as desejadas informações e acalmar suas mentes repletas de temores, dúvidas e apreensões.

O Método Gestética

Uma mulher quando engravida não o faz apenas biologicamente. Importantes modificações afetivas e emocionais acompanham o desenvolvimento do feto durante os duzentos e oitenta dias de duração de sua gestação. Há uma integração e interação permanentes entre os dois processos.

Ao estruturarmos o Método Gestética tínhamos necessariamente que considerar este fato, e foi o que fizemos. A ginástica inicia-se após o terceiro mês completo de gravidez, prolongando-se até o último dia. Quando a gestante atinge o segundo trimestre, o casal é aconselhado a participar dos Cursos de Orientação sem que a ginástica seja interrompida. Nesses cursos são dadas de maneira didática e acessível informações sobre a gestação, o parto, o pós-parto ou puerpério e o recém-nascido.

Para atender esta característica, necessitávamos de uma equipe multidisciplinar que incluísse um médico com formação em saúde preventiva, uma enfermeira com experiência na área obstétrica e pediátrica, uma psicóloga preparada para trabalhar focadamente com gestantes e casais grávidos, uma professora de educação física com treinamento na área de ginástica médica na gravidez e um pediatra com especialização em puericultura, conjunto de técnicas empregadas para assegurar o perfeito desenvolvimento físico, mental e emocional da criança, desde o período da gestação até a puberdade.

A organização dessa atividade em uma outra realidade, como a dos hospitais ou clínicas que atendem populações de baixa renda, poderia contar também com a participação de assistentes sociais, nutricionistas, psicomotricista e até mesmo uma psicopedagoga.

Havia uma carência enorme de profissionais com essa especialização e vivência. Isto nos obrigou a prepará-los tecnicamente para atuarem de forma preventiva e integrada. Realizamos reuniões periódicas com toda a equipe para discutirmos assuntos pertinentes a cada especialidade, esclarecer dúvidas, ouvir críticas e sugestões, melhorar a integração entre eles, enfim, proporcionar uma atuação verdadeiramente complementar em que todos tivessem o mesmo objetivo, qual seja, o bem-estar físico e emocional da gestante e do futuro papai.

Em pouco tempo esses encontros dariam origem aos inúmeros cursos de preparação de profissionais para o trabalho físico e psicológico com gestantes e casais grávidos por nós organizados. Eles permitiram a formação de uma geração de médicos, psicólogos, professores de educação física e fisioterapeutas que, por meio desta nova visão e abordagem, colaboraram para a difusão do Método Gestética por vários estados, de norte a sul do nosso país.

Convites começaram a aparecer para ministrar cursos e palestras em cidades como Ipatinga e Juiz de Fora em Minas Gerais, Curitiba, Brasília, São Paulo capital, Resende no Rio de Janeiro, além da participação em vários cursos, entre eles "A Gestante e o Recém-Nascido", organizado pelo jornal *O Globo* em sua sede aqui no Rio de Janeiro.

A revista *Pais & Filhos*, publicação mensal da Editora Bloch, solicitou minha colaboração como consultor para temas ligados à preparação física e psicológica da gestante e, posteriormente, para a elaboração de matéria ilustrada sobre ginástica na gravidez.

A avidez com que éramos procurados por gestantes, casais e profissionais interessados em conhecer melhor nosso trabalho estimulou-nos a aceitar o convite para escrever o livro *Ginástica para gestante: Preparação física e psicológica na gravidez*, lançado em 1986 pela Editora Sprint. Nele, procuramos adotar uma linguagem na qual os termos mais técnicos indispensáveis à compreensão do assunto tivessem sempre sua contrapartida leiga. Procurávamos assim ampliar o universo de seus possíveis leitores, abrangendo profissionais da área e público em geral. Para nossa alegria, surpresa e responsabilidade, o mesmo se encontra na quarta edição, sendo adotado em vários estabelecimentos de ensino.

Enquanto a estruturação do nosso trabalho fundamentava-se nos conhecimentos teóricos já mencionados e na observação e avaliação proporcionadas pela prática diária, no livro *Exercícios na gravidez*, publicado pela Editora Manole em 1987, Raul Artal, Professor de Medicina Materno-Fetal do Women's Hospital da South California University nos Estados Unidos da América, preconizava uma abordagem muito semelhante à que adotáramos no nosso método.

Por conta destas convergências, iniciamos uma profícua correspondência até que, em 1989, fui conhecê-lo pessoalmente, aceitando seu amável convite para visitá-lo no seu laboratório em Los Angeles. Pude então constatar que seus estudos só eram possíveis de serem realizados porque contavam com a colaboração de voluntárias. Na ocasião, uma atleta fundista no sétimo mês de gestação participava de uma experiência que pretendia analisar o perfil de consumo de oxigênio durante o esforço físico máximo e suas repercussões junto ao feto.

— Aqui nos Estados Unidos não possuímos programas regulares de ginástica para gestantes em academias como os que você implantou no Brasil — lamentava-se Raul.

Confesso que, com um certo grau de satisfação e superioridade, falei que atingíramos aproximadamente 4.500 gestantes cadastradas na clínica e que, no Rio de Janeiro, uma cidade com elevadas temperaturas durante todo o ano e próximo à praia, as pessoas expunham muito mais seus corpos, levando as mulheres grávidas a se preocuparem com sua saúde estética.

Artal ficou tão maravilhado (e provavelmente morto de inveja) com a nossa realidade, que prontamente se manifestou:

— Ainda hei de conhecer o Brasil, o Rio de Janeiro e o seu trabalho de preparação física e psicológica com gestantes e orientação de casais grávidos.

Infelizmente, por total falta de oportunidade e patrocinadores, seu desejo até hoje não se concretizou.

Embora trilhando caminhos bastante diferentes, ambos chegamos, em nossos respectivos trabalhos, às mesmas conclusões: a de que a correta fundamentação deve considerar os aspectos antropológicos, as modificações e adaptações próprias da gravidez, a fisiologia do parto e do exercício, a cinesiologia como condição para proporcionar ao binômio mãe-feto a segurança e a integridade necessárias à prática de exercícios na gravidez. Também concluímos pela importância da informação como elemento crucial na reversão das expectativas, quase sempre negativas, durante esta fase, diminuindo o nível de ansiedade e permitindo uma participação ativa e gratificante.

Retornei dessa minha incursão à terra de Tio Sam gratificado e, por que não admitir, bastante vaidoso com tudo que vi e ouvi. Percebi que nada devíamos em inovação e seriedade aos nossos vizinhos do Norte. Teimamos em "importar" e adotar incondicionalmente qualquer novidade apenas porque vem de fora, sem questionar sua validade e oportunidade, esquecendo-nos de que produzimos muita coisa boa em diferentes áreas do conhecimento humano, além da música e do futebol.

Somos um povo pacífico, alegre, criativo, surpreendente, original, trabalhador, irreverente e, graças à nossa miscigenação racial, constituímos uma população fantástica, apropriadamente denominada pelo Professor Darci Ribeiro a Civilização Brasileira!

Ufanismo à parte, considero esse encontro como um marco decisivo na consolidação do Método Gestética como referencial para o trabalho integrado e multiprofissional com gestantes e casais grávidos na área da prevenção. Ele me proporcionou o respaldo necessário para que eu defendesse com convicção e veemência uma atuação profissional, responsável e segura. Muitos eram atraídos pelas oportunidades que esta incipiente modalidade oferecia vislumbrando apenas as recompensas fáceis que seriam supostamente proporcionadas em detrimento de sua necessária especialização, esquecendo-se de que afinal estão em jogo a saúde e a integridade da mãe e do feto.

Lembro-me perfeitamente das inúmeras vezes em que, nos cursos ministrados para profissionais, chamei a atenção deles para esse aspecto primordial: a competência e a responsabilidade. Nada de improvisos, "invenções" ou "jeitinhos"!

Ao estruturarem seus trabalhos, deveriam fazê-lo considerando que as necessidades das gestantes e dos casais grávidos são específicas, próprias de quem está vivenciando um período marcante em suas vidas. Não é possível atendê-las, por exemplo, "conciliando" a ginástica médica para gestantes com as da terceira idade, obesos, cardiopatas ou iniciantes.

Desde o confisco das poupanças da população brasileira, por ocasião da implantação do Plano Econômico do Governo Collor, no início dos anos 90, o movimento na Clínica Gestética reduziu-se sensivelmente, atingindo níveis preocupantes. Com um custo fixo expressivo e completando 15 anos de atividades no local, decidi, como diretor-médico e administrativo e sem a discordância dos demais sócios, encerrar as atividades da clínica e entregar o imóvel. Foi uma decisão dificílima parecendo necessária na época e, talvez, precipitada, se analisada hoje.

Além do desemprego provocado por tal medida — eram quatro professoras de educação física, duas secretárias, uma faxineira, psicóloga, enfermeira etc. —, o que mais me incomodava era a interrupção do trabalho que vínhamos desenvolvendo.

Assim, valendo-me do fato de trabalhar por mais de vinte anos como anestesiologista na tradicional e conceituada Casa de Saúde São José, situada no bairro do Humaitá no Rio de Janeiro, acabei sensibilizando sua direção e obtendo um auditório para administrar os Cursos de Orientação para Gestantes e Casais Grávidos. Faltava ainda um espaço para a ginástica e a hidroginástica médica. Como o hospital não dispunha dessa área, a solução veio com o estabelecimento de parcerias. Esta feliz oportunidade permitiu que nós, profissionais da equipe Gestética, continuássemos o nosso trabalho, atualizando e aperfeiçoando aquele que hoje é largamente adotado e conhecido como Método Gestética.

A história que vamos contar a seguir ilustra perfeitamente a importância e os benefícios dessa atuação.

SERGIO AMARAL MIRANDA

CAPÍTULO UM

Maternidade e paternidade

AOS 22 ANOS, VÂNIA — uma jovem muito bonita, longos cabelos negros, pele bronzeada pelo sol, sempre alegre e comunicativa — conheceu Paulo ainda na Faculdade de Arquitetura da Universidade Federal do Rio de Janeiro, no Fundão. Ele cursava o último período, quatro à sua frente. Desde o primeiro encontro uma grande afinidade estabeleceu-se entre eles. Apesar das diferenças dos horários de aulas, sempre que possível encontravam-se para conversar, inicialmente sobre o conteúdo das matérias cursadas, posteriormente sobre outros assuntos, o que acentuou mais ainda suas convergências. Em pouco tempo já estavam namorando.

Paulo, com seus 1,80 metros de altura, simpatia e um largo sorriso, era talentoso e competente. Graduou-se ao final de 1996 e logo apareceu uma oportunidade de estágio numa empresa importante do Rio de Janeiro. Sua contratação formalizou-se meses depois. Como seu brilhante desempenho profissional permitia-lhe um bom retorno financeiro, resolveram considerar a possibilidade do casamento. Concordaram em aguardar a formatura de Vânia, que àquela altura também já trabalhava fora. Marcaram a data para julho de 1999, exatamente no dia do seu vigésimo quinto aniversário.

Parte do tempo do casal foi dedicada aos preparativos da cerimônia — em colaboração com Teresa, mãe de Vânia — e a arrumação do pequeno, porém aconchegante, apartamento de sala e dois quartos na Gávea.

O Outeiro da Glória mal comportava os inúmeros convidados presentes à bela cerimônia. Eu mesmo quase não consegui achar um bom lugar sentado. Vânia estava linda e radiante. Demonstrava nervosismo e ansiosa expectativa, pois sabia que a união só se confirmaria com o "sim" proferido minutos após. Ao cumprimentá-los, votos de felicidades confundiram-se com lembranças dos vínculos que nos uniam. Álvaro, o pai de Vânia, médico e grande amigo meu de anos, e Teresa, sua mulher, aguardavam emocionados meu afetuoso abraço.

Ao voltarem da lua-de-mel, Paulo e Vânia retomaram suas atividades profissionais, sociais e agora conjugais. Alternavam trabalho com o lazer nos finais de semana. A convivência diária só aumentava o sentimento e a amizade entre eles. Imaginavam quão gratificante seria a chegada de um filho. Volta e meia o assunto vinha à baila, deixando-os empolgados com a idéia. Por enquanto, usavam o Dispositivo Intra-Uterino (DIU) como método anticoncepcional recomendado pela ginecologista dela.

Sem saber, Paulo e Vânia começavam a vivenciar a paternidade e a maternidade! Sim, quando engravidar, avaliar as responsabilidades desta opção, suas repercussões sobre suas carreiras profissionais, as adaptações pessoais, conjugais e familiares necessárias, faz parte deste contexto. É claro que, sendo possível tal preparação, a gravidez ocorrerá como conseqüência de uma decisão naturalmente amadurecida entre o casal.

Para muitos jovens casais, entretanto, a gravidez apresenta-se como fato consumado e quase todas essas questões ficam prejudicadas. Resta-lhes adaptar-se a esta nova realidade. As estatísticas nos mostram o aumento significativo de gestações em adolescentes vivendo uma relação estável ou não. São freqüentemente fruto da desinformação e descuido desses jovens.

Caplan G., no seu artigo "Emotional Crises", publicado no *The Encyclopaedia of Mental Health* de 1963, chama nossa atenção para um fato muito interessante. Diz ele que todo ser humano ao longo de sua existência passa por situações que denominou "crises". Elas exigem quase sempre uma profunda reformulação da nossa estrutura emocional para nos adaptarmos aos novos fatos. Cita como exemplo a perda do emprego, a perda de um parente, uma separação conjugal, doença grave, enfim, situações que fazem parte do nosso cotidiano.

Entretanto, existem "crises" que vivenciamos como parte do nosso processo evolutivo e são inerentes a ele. Enquadram-se aí a adolescência, a maternidade e a paternidade, a menopausa, a andropausa e a senilidade.

Podemos imaginar o que ocorre quando coincidem duas dessas "crises" como, por exemplo, a adolescência e a maternidade e/ou paternidade. Por vezes, a reformulação exigida é de tal magnitude que nos sentimos incapazes de ultrapassá-la ou concluí-la sem ajuda de um profissional. Os quadros de depressão puerperal são mais freqüentes nesta faixa etária exatamente por isso. A incapacidade de uma reestruturação emocional, mesmo que temporária, leva desde a indiferença até a rejeição completa da criança gerada.

Paulo e Vânia, felizmente, são privilegiados neste aspecto: puderam escolher. Tanto que, após longas avaliações e devaneios, decidiram pela retirada do DIU. Concluíram que chegara o momento de concretizar seus desejos, engravidando.

Alguns meses se passaram até que um "atraso" do fluxo menstrual despertou a atenção e a curiosidade do casal. Devidamente informada, a obstetra sugeriu que aguardassem mais alguns dias para realizar o exame de confirmação.

A ansiosa expectativa só terminou ao lerem a palavra "positivo" impressa no resultado do teste que acabavam de pegar no laboratório. Não havia mais dúvidas: estavam realmente grávidos.

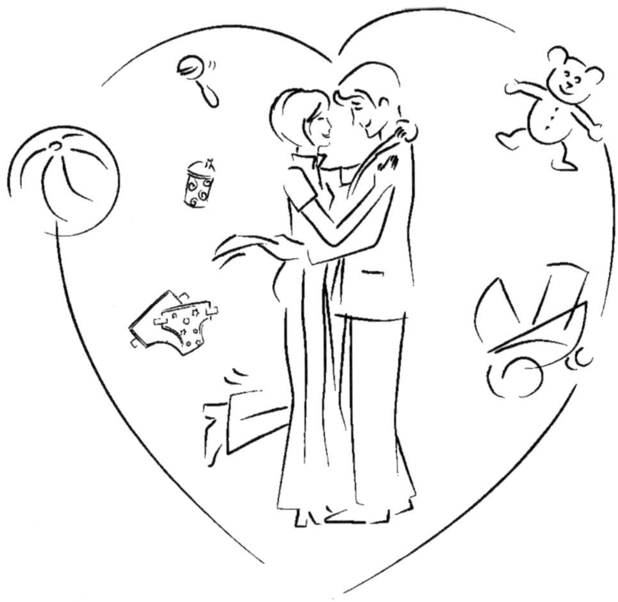

CAPÍTULO DOIS

O primeiro trimestre da gravidez

— GRÁVIDA, EU? — exclamou Vânia para surpresa de Paulo que começara a reler o resultado soletrando cada sílaba: "po-si-ti-vo".

— Pelo que consta aqui, sim — balbucia ele. — Mas por que o espanto? Nós não havíamos decidido juntos que este era o momento? Você não parou de usar o DIU? — pondera.

— Sim, mas...Como é que pode? Eu não percebo nada de diferente em mim!

— Por enquanto, não. Mas logo, logo, você vai sentir a diferença... mamãe. — Abraça a esposa carinhosamente e dá um beijinho no seu rosto.

— Mamãe... — repete Vânia, baixinho. — Uma simples palavra parece tão pouco para eu me sentir uma futura mamãe.

Vânia tem toda razão! O encontro de um espermatozóide com um óvulo dá origem ao ovo gestacional, primeira célula de um novo ser vivo. Ao mesmo tempo em que se desloca pela trompa de Falópio na direção da cavidade do útero vai se multiplicando até se fixar no endométrio, mucosa que reveste a parede interna. Durante as primeiras doze semanas, terá atingido o tamanho de um polegar, cabendo inteiramente dentro da cavidade do útero. Por isso externamente Vânia não percebeu abaulamento algum. Continuava com a mesma cintura.

Amanhecia e fazia um lindo dia de sol lá fora quando Paulo acordou após o soar do despertador. Eram sete horas e, para surpresa sua, Vânia já havia levantado. "Madrugou hoje", pensou ele enquanto se encaminhava para a pequena mas aconchegante sala. Quase não conseguiu disfarçar o susto ao encontrar Vânia sentada no sofá aos soluços. Procurando não demonstrar pânico, senta-se ao seu lado e abraça-a afetuosamente.

— O que houve, querida? O que você tem? Está se sentindo mal?

— Não. Está tudo bem comigo e com o bebê — sussurra Vânia, entre lágrimas.

— Mas, então, por que está chorando?

— Estava aqui pensando em como será minha vida após a chegada do bebê... Se vou conseguir conciliar as noites sem dormir e os meus compromissos de trabalho... Se terei leite para amamentá-lo, se meu corpo vai mudar muito, se meus amigos e amigas vão me abandonar... — Ergue os olhos assustados e úmidos para Paulo. — E se algo de errado interromper a gestação? — diz ela, chorando ainda mais. Paulo sorri, carinhoso, afaga seus cabelos e enche seu rosto de beijos.

— Qual das dúvidas você quer que eu tente resolver primeiro?

— Não sei o que está acontecendo comigo. Nós desejamos e programamos tanto a chegada dele. Não entendo o porquê disso — conclui, enxugando as lágrimas, meio que envergonhada de seu comportamento e tentando mudar o astral. — Mas não fica preocupado: vai passar.

— Claro que vai. Olha — aponta entusiasmado para a vista descortinada da varanda. — Olha que sol radiante e convidativo! Vamos caminhar um pouco e aproveitar a brisa do outono.

— Eu adoraria, mas não quero que você se atrase para o trabalho.

— Uma vez só, o que é que tem?

— Deixa para um outro dia. Eu já estou melhor.

— Jura?

Ela sustenta o olhar dele.

— Juro.

— Tá bom. Vou me arrumar, mas ligo assim que chegar no escritório.

Eram quase oito e meia, o trânsito estava mais lento que o habitual. Paulo não conseguia tirar Vânia da cabeça. No fundo, também não conseguia entender aquela reação. Assim que chega no trabalho, resolve telefonar. Ninguém atende. Ele insiste mais uma vez e nada. Já preocupado liga para o celular.

— Oi, amor! — A voz dela parece animadíssima. — Estou aqui no Jardim Botânico caminhando com a Vera!

— Ah, é? Que ótimo! — comenta ele, ligeiramente desconcertado.

— Resolvi aceitar seu conselho: o dia está maravilhoso! Estou me sentindo ótima! Nada como uma caminhada para enfrentar mais um dia de trabalho!

— Que bom. Fiquei meio preocupado...

— Não fica, não. Te amo.

— Eu também — responde ele baixinho, de olho no colega que está entrando.

— Vera está mandando um beijo pra você.

— Outro pra ela.

— Bom trabalho, querido.

Mesmo sem entender a repentina mudança de humor da esposa, Paulo desliga aliviado.

— Mulheres!...

O que ele pensa estar se passando somente com Vânia é uma manifestação comum nos primeiros três meses da gravidez.

Existe uma diferença significativa de velocidade entre os fenômenos biológicos e psicológicos. Para estar grávida basta haver a fecundação de um óvulo por um espermatozóide. Já para sentir-se grávida necessita-se de mais tempo. Os mecanismos afetivo-emocionais são bem mais lentos e, por vezes, mais complexos. Encontramos inúmeros exemplos em nossas vidas que comprovam esse fato. A demissão de um emprego, por exemplo, para acontecer basta um ato administrativo. Entretanto, quantos dias, semanas ou até meses são necessários para nos conformarmos com a perda?

A ambivalência de sentimentos, vivida por Vânia e inúmeras outras gestantes como ela, se expressa pela alternância entre momentos de contentamento, alegria, euforia e plena aceitação da gestação que se inicia, com momentos de questionamentos, melancolia, tristeza e até de choro pelas "perdas" e limitações que se vislumbram.

Muitas futuras mamães se culpam por experimentarem tais sentimentos. Imaginam, por isso, que não serão boas mães e que serão incapazes de cuidar de seus bebês. Felizmente não parece ser o caso de Vânia. O amor, o carinho, a compreensão, a paciência e a cumplicidade do companheiro são fundamentais numa hora como essa. E Paulo tem demonstrado isso. A ajuda da natureza também é importante como veremos adiante.

A progesterona é o hormônio da gravidez por excelência. Ela cria as condições ideais para que o ovo gestacional se fixe no endométrio (nidação), mucosa que reveste a cavidade do útero, como já vimos. Até aproximadamente a 12ª semana sua produção ocorre no corpo amarelo do ovário. Após este período, a placenta, agora totalmente formada, assume essa função vital.

O receio de Vânia de perder seu bebê reflete o que as estatísticas mundiais demonstram. O maior número de interrupções ocorre no primeiro trimestre da gestação — em grande parte pela produção irregular da progesterona. Sua presença na corrente sangüínea apresenta uma diminuição expressiva nos dias em que seriam o da menstruação. Isto pode levar a um pequeno sangramento facilmente confundido com a própria menstruação e incorretamente relatado ao médico obstetra como sua última regra.

Segundo Vera, a companheira de caminhada de Vânia, ela menstruou no segundo mês da gestação de Rodrigo, hoje com um ano e meio. Isto não é possível, pois o fluxo menstrual, além de sangue, contém pedaços de endométrio descamado, só ocorrendo na ausência de uma gravidez.

Duas semanas depois, Paulo chega em casa mais cedo. Tinha marcado um cinema com Vânia que, para sua surpresa, estava na cama. Do lado da mãe.

— Minha sogra... Que novidade é essa?

— Vim fazer uma visitinha... — diz ela, com uma entonação repleta de significados.

— E você, meu amor? Deitada a essa hora? E que carinha é essa? Aconteceu alguma coisa?

— Mais ou menos. — Alguma coisa na voz da esposa acionou o alarme, mas ele se controlou bem.

— Querem me contar alguma coisa que eu ainda não sei?

— Não... — responde a sogra, olhando para baixo. Vânia toma coragem e faz a revelação.

— Tive um pequeno sangramento, amor.

— Sangramento? — Era demais para um aprendiz de pai.

— Mas já está tudo bem. Só tenho que ficar de repouso e tomar alguns remédios.

— Mas por que isso aconteceu? Estava tudo indo tão bem!

— Pra mim, ela exagerou na ginástica — entrega a sogra.

— Como é que é? Você continua freqüentando a academia?

— Qual é o problema? — enfrenta ela. — Eu não estou doente. Estou grávida, é diferente. Além do mais, eu consultei o meu professor.

— E esse professor entende de alguma coisa? — provoca Teresa, a mãe de Vânia.

— Mamãe... — Vânia olha para ela com ar de censura. — Como eu estava me sentindo bem, achamos que não haveria problema algum em continuar as aulas. Mais tarde, sim. Quando a barriga estivesse maior e ficasse difícil realizar os movimentos...

— Você ligou para a médica? — interrompeu Paulo, nervoso. — O que foi que ela disse?

— Ela me tranqüilizou. Disse que estava tudo bem.

— Mas recomendou repouso absoluto! — deixou bem claro Teresa, fulminada pelo olhar de Vânia.

— Disse que, assim que o sangramento parasse, eu podia voltar a trabalhar.

— Mas não a fazer ginástica! — alertou a mãe.

— Mamãe... — Dessa vez Vânia caprichou no olhar.

— Não adianta me olhar assim. Eu estou falando para o seu bem. — Olha para Paulo, buscando cumplicidade. — Você acredita que tive que tomar uma passiflora, meu genro?

— Sobrou algum para mim, minha sogra? — Ele senta na poltrona, ar de cansado.

— Você ainda não me deu um beijo... — reclama Vânia. Paulo se levanta e se inclina para beijá-la. Ela diz em seu ouvido. — Lamento pelo cinema.

— O cinema pode esperar. O importante é ficar tudo bem. Com você e o bebê.

— Sabe o que eu acho? Que você deveria ligar para o Sergio — sugere Teresa.

— Não vou incomodar o tio Sergio, mãe. Já estou medicada.

— Custa ouvir a opinião dele?

— Minha sogra tem razão. Não custa nada.

— Amanhã eu ligo. Prometo.

Alguns dias depois, dirigia-me para o hospital quando meu celular vibra na cintura. Eram sete e meia da manhã e surpreendo-me ao reconhecer a voz de Vânia.

— Bom dia, tio Sergio — era assim que ela me chamava desde criança.

— Bom dia, minha querida. Está tudo bem? Como vai o Paulo?

— Agora está tudo ótimo.

— Agora? Isso quer dizer o quê?

— O senhor está podendo falar?

— Com você? Sempre.

Vânia fez um breve resumo dos últimos acontecimentos. As aulas na academia, o sangramento vaginal e as recomendações da obstetra.

— Já voltei ao trabalho, mas fiquei com medo de voltar à academia. Como o senhor trabalha nessa área, gostaria de ouvir a sua opinião.

— Lamentavelmente, minha querida, ainda existem muitos profissionais despreparados nessa área. Aproveitam-se da desinformação de suas alunas para não perdê-las. Por causa dessa irresponsabilidade, muitas gestantes acabam passando o restante da gestação de repouso. Felizmente, no seu caso, as conseqüências não foram maiores.

— Pensei que pudesse continuar fazendo exercícios...

— Quando você completa o terceiro mês?

— Daqui a mais alguns dias.

— Por que você não se inscreve na nossa ginástica médica?

— Eu adoraria.

— Estou esperando. Você e o Paulo.

Talvez Vânia apresentasse o sangramento, mesmo se não estivesse praticando ginástica. Contudo, para evitar riscos maiores, durante os três primeiros meses da gestação, a ginástica ou esforços intensos, como exigem alguns esportes, devem ser interrompidos e retomados mais tarde, com total segurança, até o parto.

Esta deveria ter sido a orientação prestada pelo professor de educação física se durante sua formação tivesse recebido informações básicas sobre a ginástica médica na gravidez.

Mesmo liberada totalmente por sua médica assistente, Vânia ficou bastante insegura, percebendo que sua ânsia pela forma física aliada ao despreparo de seu professor quase colocaram em risco sua gestação. O receio de que o episódio hemorrágico se repetisse, colocando em risco a saúde de seu bebê, impedia que ela retornasse plenamente às suas atividades.

Naquela manhã, depois de se despedir de Paulo, que saía mais cedo para o trabalho, Vânia mergulhou na banheira. Queria relaxar antes de enfrentar uma nova segunda-feira. Seria um dia cheio. Além do trabalho e da reunião agendada para logo depois do almoço, tinha uma consulta marcada com a sua obstetra no final da tarde.

Ficou vinte minutos numa espécie de meditação, desfrutando o calor morno e tépido da água. Depois do banho, sentindo-se energeticamente mais poderosa, abriu o armário para escolher a roupa. Notou que teve que despender um certo esforço para abotoar o botão da calça. Quantos gramas será que engordara?

Olhou o relógio. Pronto. Já estava atrasada. Ainda bem que hoje era dia de Martinha. O café já devia estar pronto e à sua espera.

— Bom dia, Martinha.

— Bom dia, dona Vânia.

Sentou-se na mesa e só então se deu conta da refeição matinal preparada pela empregada. Além do café e do leite, suco de laranja, pães, torradas, queijo, presunto, ovos mexidos e bolo.

— Que novidade é essa?

— Gostou da surpresa? Tudo quentinho, feito na hora. O bolo — reconheceu a empregada, meio a contragosto — é especialidade de dona Dulce, sua vizinha.

— Ela esteve aqui?

— Não, mas me deu a receita. Estou doida para experimentar.

— Não faça cerimônia. — Vânia aponta para a cadeira a seu lado.

— Não, senhora. Primeiro, as mães.

— Agradeço a gentileza, mas se eu seguir esse ritmo, no final da gravidez não vou atravessar essa porta.

— Vamos parar com esse negócio de dieta. Agora são dois a serem alimentados.

— Pode deixar. Nós estamos nos alimentando muito bem.

— Com suco de laranja, torrada integral e ricota? — duvida Martinha. — O café da manhã é a refeição mais importante do dia.

— Já que você parece estar tão interessada, vou lhe passar as instruções da minha obstetra.

— De quem? — estranha Martinha.

— Minha obstetra. A médica que acompanha a minha gravidez.

— Mania que vocês têm de complicar. Na minha terra, chama parteira.

Faz parte da cultura popular em nosso país esta idéia de que, durante uma gravidez, a mulher deve alimentar-se por dois. Confunde-se comer muito com comer bem. Na realidade não é a quantidade que determina a qualidade da refeição e sim a presença de forma equilibrada dos nutrientes. Vânia foi orientada a ingerir alimentos com alto valor nutritivo, como carnes brancas — peixe e galinha, preferencialmente —, verduras, legumes e frutas. O elemento cálcio, encontrado no leite e em seus derivados, como também na gema do ovo, participa do endurecimento (calcificação) dos ossos do bebê durante todo o seu crescimento, desde a gestação até a vida adulta. O ferro, presente em verduras como o espinafre, e em alimentos como o fígado e o feijão, por exemplo, participa da síntese da hemoglobina, responsável pela fixação do oxigênio no glóbulo vermelho do sangue e no seu transporte por todo o organismo, inclusive até a placenta.

O acompanhamento pelo obstetra durante a gestação, ou seja, o pré-natal como é mais conhecido, permite perceber qualquer carência nutricional, favorecendo a sua imediata correção. Outras situações indesejáveis também podem ser detectadas pelo exame regular da gestante e do seu feto. Exames laboratoriais de sangue e urina complementam as informações necessárias. A ultra-sonografia e a cardiotocografia poderão ser úteis mais adiante.

Mais tarde, no consultório, a obstetra de Vânia, já de posse dos resultados dos exames solicitados, tranqüiliza o casal.

— Antecedentes de infecções, como toxoplasmose, rubéola, lues, foram descartadas, assim como o vírus do HIV.

— Lues? — pergunta Paulo, curioso. — Que doença é essa?

— Sífilis.

— Deus me livre! — diz Vânia, batendo três vezes na madeira.

— Não há sinais da diminuição do número de glóbulos vermelhos no sangue — anemia —, de taxas elevadas de glicose — diabetes —, nem do aumento dos glóbulos brancos, o que afasta qualquer possibilidade de infecção.

— Então está tudo bem? — pergunta Vânia, aliviada.

— Tudo tão bem, que até o tipo sangüíneo de vocês é o mesmo, sabiam? A Rh positivo.

— Está vendo, amor? Até no sangue a gente combina — brinca Paulo.

— E isso é bom, doutora?

— Claro, Vânia. Evita a realização do teste de Coombs durante a gravidez e a verificação imediata do tipo de sangue do recém-nascido logo após o parto, além de outros procedimentos profiláticos, que não vêm ao caso detalhar.

— Maravilha! — Paulo estava bastante animado.

— Vocês estão de parabéns — conclui a obstetra. — Certamente é um excelente começo para uma gravidez. — Os dois trocam um olhar apaixonado e ganham um sorriso cúmplice da obstetra. — Entretanto, não podemos relaxar. Quero vê-la pelo menos uma vez por mês aqui no consultório. Essa é a nossa garantia de uma gravidez sem intercorrências.

— Obrigada, doutora — agradece Vânia.

— Sigam as orientações que lhes dei e até breve — despede-se a médica, acompanhando o casal até a porta.

CAPÍTULO TRÊS

O segundo trimestre da gravidez

— PAULO! ACORDA, querido!

Primeiro ele pensou que aquele chamado vinha de um sonho. Quando percebeu que já estava acordado e que aquela voz era de Vânia, deitada a seu lado, chamando por ele, sentou-se na cama, assustado.

— Vai nascer?!

— Claro que não, amor! — Achou graça do susto do marido. — Você estava sonhando, é?

— Se estava, não lembro — resmunga. — Você me assustou.

— Desculpa. Mas é que eu queria que você sentisse o que eu estou sentindo.

Ele esfrega os olhos, ainda meio atordoado. Afinal, ainda eram sete e meia da manhã.

— Sentir o quê?

— Vem cá. — Ela pega a mão dele e coloca-a sobre sua barriga. — Tá sentindo?

— Não... — Ainda sonolento, ele se esforça para entender o que está acontecendo. — O quê?

— Acho que é o bebê se mexendo.

— Jura?

Finalmente desperto, ele apalpa a barriga de Vânia em busca de um contato.

— Sentiu?

— Nada — conclui, meio desapontado.

— Deve ter sido impressão minha.

— Se não foi, já vi que esse aí vai ser madrugador.

Durante toda aquela semana Vânia sentiu-se diferente. Inúmeras vezes afastava-se da prancheta de trabalho percebendo algo como um endurecimento momentâneo de um dos lados da barriga. Uma sensação que, volta e meia, se repetia.

Do alto de sua experiência, Marilda, mãe de cinco filhos e responsável pela limpeza do escritório, vaticina:

— É assim mesmo, doutora Vânia. Esse caroço que se forma é o neném se mexendo.

Naquele final de expediente, Vânia estava ansiosa para chegar em casa e contar a Paulo a novidade. Queria dividir com ele a alegria que experimentava. Como restava um tempinho, resolveu passar no shopping, onde comprou as primeiras roupinhas para o bebê. Acabou se atrasando um pouco.

— O que aconteceu? — pergunta Paulo, abrindo a porta para a esposa carregada de compras. — Tentei o celular, estava fora de área. Fiquei preocupado. — Por onde você andava?

— Adivinha! — Exibe as compras, orgulhosa.

— Sabia. Toda vez que você faz compras se esquece da hora. — Examina alguns embrulhos, curioso. — Pelo menos trouxe alguma lembrancinha pra mim?

— Não são para mim, nem para você, mas para o nosso bebê. — Começa a abrir os pacotes. — Veja que coisinhas lindas eu comprei!

— Começou a concorrência... — brinca Paulo.

A percepção dos movimentos do feto no interior do útero oferece à gestante a certeza do que ela precisava para se sentir plenamente grávida. Todas as possíveis incertezas quanto à evolução da gestação desaparecem. É a constatação da presença de um ser vivo se desenvolvendo dentro do seu organismo. Ela se preocupa quando ele mexe demais ou de menos.

— Estou achando ele meio quietinho agora... Será que é algum problema?

— Deve estar tirando um cochilo. Pulou o dia inteiro.

O pai, por sua vez, fica orgulhoso com os pontapés desferidos em resposta ao contato da sua mão no abdome.

— Falou comigo, você viu? — Paulo afirma, entusiasmado. — Ela sabe que sou eu! Sabe que sou eu!

— Claro que sabe — responde Vânia, rindo. — Ninguém é mais bobo que você.

O relacionamento entre os futuros pais e o seu bebê toma uma forma mais concreta. Estabelece-se uma relação a três, iniciando uma importante modificação nos padrões conjugais.

Como bons arquitetos que são, os dois providenciam a decoração e a mobília do quarto da casa destinado ao bebê. Discussões quanto à cor da parede, ao estilo e à localização dos móveis e acessórios prolongam-se por várias horas.

— O problema é a cor do enxoval: fica difícil escolher sem saber o sexo do bebê — lamenta Vânia. — Acho que vou ligar para a obstetra e perguntar onde posso fazer uma ultra-sonografia.

— Mas, Vânia, ainda faltam alguns dias para você completar dezesseis semanas de gestação. Pelo que eu aprendi nas nossas consultas, ainda não vai ser possível detectar o sexo do nosso filho.

— Como você está entendido! — elogia ela.

— Eu sou o marido com que todas as mulheres sonham!

— Metido!

— Também estou louco de curiosidade para saber se é menino ou menina. Mas é melhor ter um pouquinho de paciência e esperar pela próxima consulta.

— Você tem razão, querido. Sabe o que a gente faz enquanto isso?

— Aceito sugestões.

— Compra tudo amarelo!

Sábado à tarde, enquanto Paulo completava um orçamento que deixara pendente, ouve o telefone tocar insistentemente. Corre até a sala e chega a tempo de atender. Eram Célia e Luís, amigos de longa data, convidando para um programa logo mais à noite.

— Por mim, tudo bem. Vou falar com a Vânia e ligo para confirmar.

Ao entrar no quarto, depara-se surpreso com a esposa dormindo profundamente.

— Por isso não atendeu o telefone — pensa consigo mesmo. — Mas que engraçado... Ela estava acordada agorinha mesmo. Como é que pode dormir assim de repente?

Significativo número de gestantes relata aumento do sono — e até mesmo desmaio — logo iniciada a gestação. Em geral isso se deve à diminuição da pressão arterial média (PAM), cujos índices tendem a se igualar aos anteriores à gravidez com a aproximação do parto. Quando atinge níveis elevados e é acompanhada por inchaços pelo corpo, face, pernas e pés, denomina-se toxemia gravídica. Não sendo tratada a tempo pode trazer riscos para a mãe e o seu feto. Daí a importância do acompanhamento pré-natal pelo obstetra.

Paulo decide não acordá-la por enquanto. Eram três da tarde, havia tempo de sobra para decidirem se aceitavam ou não o convite. Um bom tempo depois, ela desperta e vê Paulo recostado ao seu lado.

— Puxa, acho que dormi um pouco — espreguiça-se ela.

— Um pouco? São quase seis da tarde.

— Eu dormi três horas? — espanta-se ela.

— Devia estar precisando.

— Gente!

— Ah! Célia e Luís ligaram perguntando se gostaríamos de sair à noite. O que você acha?

— Acho ótimo. Vai ser bom sair um pouco. Jantar fora, depois namorar...Vou colocar aquele vestido azul que você gosta tanto — diz ela, olhar cheio de malícia. Ele esfrega as mãos, como um adolescente.

— Oba! A noite promete!

— Liga para confirmar e depois vem aqui me ver.

Oito e meia da noite Paulo já está pronto na sala esperando por Vânia. Ela chega de vestido vermelho.

— Ué. Você não ia de vestido azul?

— Ia, mas não cabe mais em mim — lamenta Vânia. — A barriga está crescendo, o seio aumentado... Foi impossível fechá-lo. — Ele acha graça. — Você está rindo porque não é com você.

— Meu amor, você fica linda de qualquer jeito.

Ela se aproxima, fazendo charme.

— Você diz isso pra todas...

— Todas, não; só as grávidas.

— Ah, é? — Atira Paulo sobre a cama e deita por cima dele. — Cachorro!

Durante a gestação várias modificações e adaptações orgânicas serão necessárias para atender às necessidades do crescimento fetal. Depois do oxigênio e do alimento, o que mais o feto necessita é de espaço. O abaulamento do abdome atende a esta exigência. Isto só é possível pelo alongamento dos músculos da parede abdominal (reto abdominal, oblíquo externo, oblíquo interno e transverso). Como a cavidade abdominal não é oca, seu conteúdo — intestinos, fígado, rins e estômago — é deslocado com o mesmo objetivo.

A glândula mamária responde aos estímulos hormonais aumentando de volume e de peso por produção e acúmulo de colostro. Vânia terá que usar roupas e *lingeries* apropriadas, que lhe permitam uma movimentação livre e confortável.

Mais tarde, no restaurante, quando Vânia e Paulo finalmente chegam, Célia e Luís já aguardam na mesa em companhia de Alexandre e Celina, outro casal amigo.

— Desculpem o atraso, amigos, mas tivemos um probleminha técnico — diz Paulo, todo animado. Luís pisca o olho, gaiato.

— Tudo bem. A gente combinou que quem chegasse por último pagava a conta. — A mesa acha graça. Menos Paulo.

— Não contem comigo. Esse bebê ainda nem deu as caras e já arrasou as minhas economias.

— Quem mandou? — questiona Luís. — Filhos é que nem crediário: todo mês tem uma prestação.

Vânia se desmancha em sorrisos e vem em socorro do marido.

— Que nós vamos pagar com o maior amor, não é, querido?

— Com certeza — confirma Paulo, pegando a mão dela debaixo da mesa.

— Bom, pelo menos quando crescem, deixam de dar tanto trabalho — imagina Alexandre.

— Não foi o seu caso, não é, amor? — dispara Celina, fazendo todos caírem na risada.

— Eu só dou trabalho de vez em quando, agora seus cachorros...

— Cachorros?!... — estranha Luís.

— Não sabem da novidade? — pergunta Celina. — Ganhamos dois *golden retrievers*!

— Que lindo! — comemora Vânia.

— Lindo?! — retruca Alexandre. — É como se dois ursos estivessem morando na minha casa!

— Não exagera, amor.

— Dormem na minha cama, comem minha comida, sentam no meu sofá. Enchem meus ternos de pêlo, me perseguem pela casa inteira e, toda vez que eu chego, se jogam sobre mim como se fossem duas plumas! Não sei como ainda estou vivo!

— Não exagera, amor.

— Destruíram minha vida — e ainda tenho que dar banho e levar pra passear.

— Por isso sou a favor dos gatos — defende Célia, até então parecendo achar tudo sem graça. — Não dependem de ninguém, fazem tudo sozinho.

— Eu tinha um siamês — lembra Celina —, mas como ele não se adaptou aos *goldens*, tive que dar pra vizinha.

— Captaram? — alerta Alexandre. — O próximo a ser despejado serei eu!

— Não exagera, amor.

— Eu já quis ter um cachorro, mas agora com o bebê...

— Ontem ele falou comigo... — confessa Paulo, todo bobo.

— O bebê? — duvida Luís.

— Botei a mão na barriga dela e o moleque me deu o maior pontapé!

— Parece que ele não foi com a sua cara... — brinca Luís.

— Ele só estava querendo dar alô pro papai. Não é, amor? — Paulo e Vânia trocam um beijo, como dois namorados.

— Quer dizer que é menino? — quer saber Célia, subitamente interessada.

— Ainda não sabemos — Paulo e Vânia falam quase que ao mesmo tempo, tamanha a sintonia.

— Mas inconscientemente é o que vocês queriam — retruca Celina. — Só falam ele, ele, ele...

— Pronto! — interrompe Alexandre. — Lá vem a analista!

— Análise agora não! — pede Luís, louco por um assunto diferente. — Eu só vim aqui jantar e matar a saudade dos velhos tempos!

— Falando nisso, quando é que vamos viajar juntos de novo? — pergunta Célia. — Igual a gente fazia quando éramos todos só namorados? — Paulo e Vânia trocam um olhar cúmplice.

— Fim de semana que vem, que tal? — sugere Luís.

— Não dá — diz Paulo. — Combinamos de comprar roupinha pro bebê juntos.

— A gente trabalha o dia todo — justifica Vânia. — Só sobra o fim de semana para preparar tudo.

— Tem tanta coisa ainda pra comprar. Fralda, roupinha, carrinho, mamadeira, chupeta...

— Fora o quarto, que a gente ainda nem começou a decorar.

— Nem te contei, amor? Vi uns móbiles na cidade outro dia...

— Talvez seja melhor esperar o bebê nascer — corta Alexandre.

— Tá maluco? — pergunta Luís. — Depois que esse menino nascer, adeus sossego!

— Pára de chamar o bebê de menino! — corrige Celina.

— É jeito de falar!

— Gente, por favor! — diz Célia, ligeiramente impaciente. — Gravidez não é doença! Vocês podem continuar fazendo quase tudo!

— Inclusive sexo, sabiam? — brinca Luís.

— Quanto a isso, não precisamos de estímulo — garante Paulo, trocando olhares cheios de promessa com Vânia.

— Agora no inverno o frio na serra está de lascar! — tenta Luís. — A gente acende a lareira, abre um bom vinho...

— Podemos levar os cachorros? — pergunta Celina.

— Pra comerem a minha comida, dormirem na minha cama e sentarem no meu sofá? — dispara Luís. — Nem pensar!

— Então não vai dar. Não tenho coragem de largar os animais com qualquer um!

— E se a gente deixasse numa dessas lojas só durante o feriado? — sugere Alexandre.

— Pra eles se sentirem abandonados e desenvolverem padrões neuróticos?

— Quer dizer que vocês nunca mais vão poder viajar pra lugar algum? — questiona Luís, começando a demonstrar impaciência e irritação.

— Por que não? — desafia Celina. — Tem pousadas que aceitam animais...

— Menos a minha — afirma Luís, definitivo, quase grosseiro.

— Tudo bem, querido — diz Célia, fingindo indiferença. — A gente vai sozinho.

— Antes só do que mal acompanhado.

— Não fica assim. Depois que o bebê nascer, a gente passa o mês inteiro viajando. — Vânia tenta contemporizar, mas Luís já perdeu a paciência.

— Com esse menino chorando nos meus ouvidos, fazendo xixi no meu sofá e vomitando nas minhas roupas? Tenha a santa paciência!

— Calma, Luís — pede Alexandre. — Não começa a engrossar.

— Eu tinha dois amigos livres, leves e soltos que saíam comigo pra tudo que é lugar! Agora, um inventou de ter filho, outro de ter cachorro — e não têm outro assunto! Não temos mais nada em comum!

— Talvez esteja na hora de você pensar em ter o seu filho... — sugere Paulo.

— Ou quem sabe o seu cachorro... — brinca Celina.

— Nunca! Filhos prendem, envelhecem, engordam — e ainda roubam a nossa mulher! Comigo, não!

— Tem certeza? — pergunta Célia.

— Tenho. E tá me olhando assim por quê? Não foi isso que a gente combinou desde o início?

— Foi. Mas sabe aquele dia que a gente esqueceu de tomar a pílula?...

— Não...

— Sim...

— Não!!!

— Sim!!!! — a mesa responde, em coro.

— Eu tô grávida, amor!

— Quer dizer que... que eu... eu... — Luís se levanta de um salto e grita para todo o restaurante ouvir, repentinamente feliz da vida. — Eu vou ser papai!!!

Realmente fica difícil para quem não está vivendo este ciclo acompanhar a conversa de um casal grávido. Isto explica a impaciência de Célia e Luís durante o jantar, até o momento em que o parceiro é comunicado por ela da sua nova condição de "papai". Até então convicto de sua condição de marido sem filhos, não consegue conter a emoção ao descobrir-se igualmente grávido.

Célia, fumante de longa data, terá que reformular seus hábitos. Está comprovado que é entre as gestantes que fumam a maior incidência de bebês nascidos com baixo peso (prematuridade de peso).

O segundo trimestre é, sem dúvida, o período mais harmonioso da gestação. Agora os fenômenos biológicos são vivenciados plenamente também do ponto de vista afetivo e emocional.

Nesta fase o abdome apresenta seu maior crescimento. Ele é percebido quase que diariamente, já que o útero cresce à razão de quatro centímetros a cada mês lunar (quatro semanas).

Certa manhã Vânia, ao acordar, experimenta uma sensação inédita. Uma queimação desagradável na altura do epigástrio, perto do externo. Tentando encontrar uma posição melhor, revira-se na cama de um lado para o outro, numa movimentação que não passa despercebida a Paulo.

— Tudo bem, meu amor? — ele pergunta, envolvendo-a carinhosamente com seus braços.

— Já acordou?

— Senti suas vibrações — diz ele, beijando seu ombro por cima do pijama.

— Desculpa. É que eu estou sentindo uma sensação esquisita...

— Que sensação? — Ele se senta na cama, em sinal de alerta.

— Bem aqui. — Coloca a mão dele entre a base de seus seios.

— Não deve ser nada — tranqüiliza ele, fingindo despreocupação. — Mas, por via das dúvidas, acho melhor ligarmos para a doutora.

— Às sete horas da manhã? De jeito algum. Como diria minha avó, "nunca antes nem depois das dez".

— Isso não vale para médicos. — Ele tira o fone do gancho. — Qual é mesmo o número?

— Não precisa, querido. Já está passando.

— Tem certeza?

— Tenho. Deve ser alguma coisa que eu comi ontem e que não caiu bem. Azia, com certeza.

— Azia? Bebê cabeludo — vaticina Paulo, pondo o fone no gancho.

— Do que você está falando?

— Você foi falar em vovó, lembrei da minha. Quando mamãe estava grávida do meu irmão Rodrigo, ouvia minha vó dizer que bebês cabeludos provocam azia.

— E você acreditou? — brinca Vânia. — Um bebê de quem ainda nem sabemos o sexo...

— Homem ou mulher, se puxou à mãe, cabelo é o que não vai faltar.

— Isso é uma crítica ou um elogio?

— Você ainda pergunta? Meu amor, eu sou louco por essas longas madeixas!

— O que você acha de eu tomar um antiácido?

— Acho que você não devia tomar remédio sem falar com a médica.

— Tem razão. Melhor comer alguma coisa de substancial. Quem sabe não melhora esta sensação desagradável? — pondera Vânia puxando Paulo pela mão.

— Substancial, é? Como o quê, por exemplo?

— Café completo. Com tudo a que temos direito.

— Você manda. — Ele se deixa levar pela esposa. — Mas não exagera, hein?

Essas e outras lendas populares — como a do bebê cabeludo — são mais freqüentes e numerosas do que se imagina. A verdade é que o crescimento do feto dentro do útero faz com que vários outros órgãos sejam deslocados de sua posição inicial. Sem dúvida, um dos mais atingidos é o estômago. Antes da gravidez ele lembra um pé de meia com seu maior eixo na vertical. Assim, três a cinco horas após uma grande refeição, seu conteúdo foi transformado de sólido para pastoso e encaminhado para a parte inicial do intestino delgado, o duodeno. Até o final da gestação, de vertical ele passará a quase horizontal. Esta mudança anatômica interfere no funcionamento do estômago prolongando o tempo da digestão dos alimentos, que pode chegar até a doze horas. A atuação constante das enzimas digestivas, que são ácidas, explica a sensação de azia ou queimação experimentada por Vânia.

O uso de antiácidos, entretanto, deve ser evitado, pois eles favorecem a constipação intestinal (prisão de ventre) já comum na gravidez. Muitas gestantes acham que comendo mais aliviarão os sintomas, o que é um engano. A ingestão de mais alimento só aumentará o bolo alimentar, prolongando ainda mais o tempo da digestão.

O ideal é que Vânia, a partir de agora, procure evitar refeições volumosas. Comer mais vezes e em menores quantidades certamente melhorará seus sintomas. Evitar frituras e alimentos condimentados também.

— Como vai ser seu dia hoje? — pergunta Paulo, dando um nó na gravata. — Dá para almoçarmos juntos?

— Hoje não vai dar, querido. Vou passar quase toda a manhã fora do escritório.

— Que mulher ocupada!

— Tenho que visitar a obra de um cliente muito exigente antes da minha aula de ginástica.

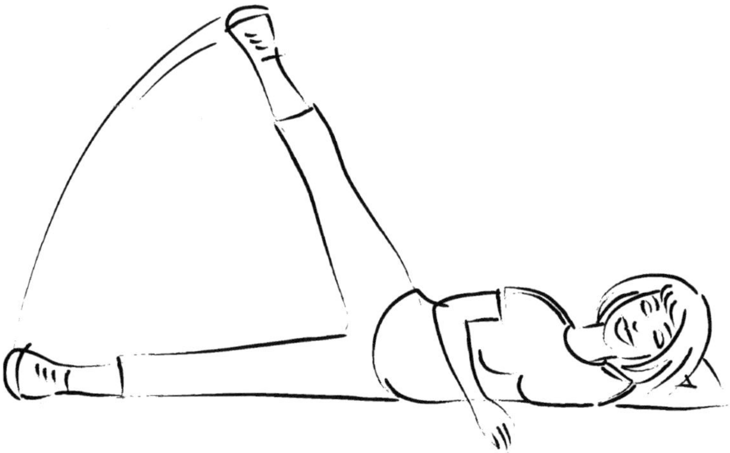

— Ginástica? — surpreende-se Paulo.

— Estou adorando, amor! A professora é muito competente, me passa a maior segurança. Além disso, tenho a oportunidade de conviver com outras gestantes tão inseguras quanto eu. Sabia que muitas dúvidas, que imaginei fossem só minhas, todas elas têm? — Olha para a testa franzida do marido e estranha. — Mas que cara é essa? Preocupado com alguma coisa?

— Essa história de atividade física. Esqueceu daquele sangramento no início da gestação que obrigou você a ficar de repouso por um bom tempo?

— Fica tranqüilo, meu amor. Conversei bastante com o tio Sergio antes de iniciar as minhas aulas. Ele me explicou o que aconteceu naquela ocasião e me incentivou a fazer ginástica em turmas específicas, com professores especializados e supervisão médica.

— Bom, se foi ele quem indicou...

— E disse mais: não só devo fazer as aulas como posso freqüentá-las até o dia do parto. Não é incrível?

— É. A medicina avançou muito, felizmente.

— Ele garantiu que, além de ser bem mais fácil controlar o ganho de peso na gravidez, vou ter mais disposição para as atividades cotidianas. Ao contrário de muitas grávidas que vivem se queixando de desânimo, dores nas costas... Sabia que essas aulas combatem até mesmo a possibilidade de estrias?

— Que bom. Mas, falando em atividades cotidianas, tenho que ir, já estou atrasado — despede-se Paulo vestindo seu paletó.

— Sabia que você fica um charme de terno? — Na ponta dos pés, Vânia enlaça-o pelo pescoço.

— Só de terno? — brinca Paulo, abraçando a esposa.

— De qualquer jeito. — Ela ajeita a gola do seu paletó, antes de beijá-lo. — A gente se vê de noite.

Há quem encare a atividade física regular na gravidez como mera recreação. Entretanto, se bem conduzida, são inúmeros os benefícios que ela pode trazer à gestante e a seu feto.

Não há justificativa para um aumento exagerado de peso. Até o final da gestação ocorrerá um acréscimo inevitável como conseqüência do próprio peso do feto (aproximadamente 3,5 quilos ao nascer), do líquido amniótico, da placenta, do aumento do útero e dos seios — tudo somado chegamos a uma média de seis quilos. A retenção de água que o organismo da gestante experimenta é responsável por mais cinco por cento do peso inicial. Assim, uma mulher que pese 60 quilos, compatíveis com seu biótipo, deverá pesar nove quilos a mais até o final da sua gestação.

Terminada a aula de ginástica, enquanto se arruma para a visita ao cliente, Vânia conversa animadamente com outras gestantes.

— Meu obstetra disse que eu poderia aumentar 15 quilos até o nascimento do bebê — comenta Carolina ainda no quarto mês, tentando fechar a calça que acabara de comprar.

— Quinze quilos? — espanta-se Mônica. — Estou no sétimo mês, ganhei até agora oito quilos e levei a maior bronca do médico.

— Faço o maior sacrifício para não comer muito e já estou com dez quilos no sexto mês — diz Márcia, contrariada. — Pelo visto também vou ouvir um bocado.

— E você, Vânia? — pergunta Carolina, curiosa. — Também já levou sua bronca?

— Felizmente até agora não tive esse problema. Na última consulta pesei cinco quilos a mais.

— Você está com quantos meses? — quer saber Mônica.

— Cinco.

— Um quilo por mês? — surpreende-se Márcia. — Mas não é pouco?

— Minha médica disse que estava dentro dos índices esperados. Mandou que continuasse com a alimentação balanceada e a atividade física regular. É o que venho fazendo.

— Felizarda — graceja Márcia, a mais agitada e "gordinha" do grupo.

— Outro dia, inclusive, tive um pouco de azia e ela me orientou a comer mais vezes ao longo do dia e a diminuir a quantidade de alimento em cada refeição.

— Taí. Vou experimentar essa sua receita — decide Mônica.

— Será que eu consigo? — duvida Márcia.

— É uma questão de querer — incentiva Vânia.

— É — diz Márcia, resignada. — Mas o que vou fazer com aquele vazio?...

As colegas saem rindo da academia.

Esta variedade de situações ocorre porque o controle do peso leva em consideração o peso inicial e o biótipo. Há mulheres que iniciam a gestação acima do seu peso ideal. Neste caso o obstetra tem que ser mais rigoroso. Para aquelas que estão com o peso de acordo com a tabela, aplica-se o cálculo acima. Algumas se encontram abaixo do peso, seja por constituição física ou devido aos enjôos e vômitos, que podem ocorrer no início da gravidez. Nesses casos, pode-se ser mais condescendente.

É importante registrar que não há qualquer justificativa para ganhos de peso acima de 12 quilos. Quando isso ocorre, devemos procurar a causa na esfera emocional.

Durante a gestação, há uma identificação da mãe com seu feto em desenvolvimento. Isto faz com que a maioria torne-se mais introspectiva, reflexiva, sensível e frágil. Há quase que um retorno à fase oral. Sentindo-se carente, ela busca compensação através da satisfação oral, comendo em demasia. Se a gestante encontra carinho, compreensão e afeto no seu companheiro, na família e entre os amigos dificilmente necessitará de compensações.

Outra situação que contribui para o ganho exagerado de peso é a ansiedade. Como bem demonstrou G. Dick Read em seu livro *O parto sem medo*, publicado em 1942 — portanto, há mais de 60 anos —, o que estimula elevados níveis de ansiedade durante a gravidez é a falta de informação. Ela permite que crenças, tabus, preconceitos, sugestões e superstições de toda ordem contribuam para a elaboração de uma imagem fantasiosa a respeito, principalmente do parto. À medida que o tempo passa e as influências aumentam, essa fantasia vai se distanciando da realidade.

O medo que se instala a partir do desconhecido ou de uma realidade distorcida pelas fantasias é que contribui para a manutenção de elevados e indesejáveis níveis de ansiedade em quem vivencia o ciclo gravídico-puerperal. Isto gera um círculo vicioso de conseqüências imprevisíveis. Diante desta situação, muitas gestantes buscam satisfação nos alimentos.

Só há uma maneira eficaz de reverter esse quadro. Quebrar expectativas desfavoráveis oferecendo aos casais uma contrapartida, com informações simples e objetivas sobre o período que vivenciam de forma agradável e estimulante. É exatamente isto que Vânia obterá ao participar com Paulo dos Cursos de Orientação para Casais Grávidos que se iniciarão em breve.

Inúmeras outras modificações e adaptações ocorrem no corpo de uma gestante que não são percebidas externamente. O retorno da circulação dos membros inferiores (pés, pernas e coxas) em direção ao coração se faz através de uma veia calibrosa denominada cava. O crescimento do útero acaba por comprimi-la, dificultando a passagem do sangue no seu interior. Seu acúmulo explica o edema do pé, tornozelo e até perna (inchaço), que pode ocorrer ao final da gestação.

Vânia felizmente não apresenta esta queixa, pois tem o hábito de caminhar diariamente na companhia de Márcia, grávida novamente. O funcionamento da musculatura de perna e coxa, encurtando-se e alongando-se durante a caminhada, ajuda a bombear o sangue, vencendo a dificuldade imposta pela diminuição do calibre da veia.

Naquela noite, ao chegar em casa, Paulo se depara com uma visão inusitada: Vânia na posição de quatro apoios (gatinha) bem no meio da sala.

— Que novidade é essa, amor?

— Estou relaxando.

— Assim?

— Aprendi na aula de hoje com a professora da equipe do tio Sergio. Vê se a minha coluna está côncava.

— Côncava? — repete ele, saboreando a sonoridade da palavra.

— Menos elevada no meio que nas bordas.

— Isso eu sei, gracinha. Por acaso está me convidando para brincar de dicionário?

— Não. Quero que você observe se a minha coluna...

— Não está côncava. Está ligeiramente arqueada para cima — responde, fazendo ar de intelectual.

— Ótimo. Esse é o único cuidado que devemos ter ao ficar nesta posição.

— E durante quanto tempo você precisa ficar assim?

— Até me sentir aliviada daquela sensação desagradável no pé e nas pernas.

— Não seria mais fácil deitar de barriga para cima e apoiar as pernas na parede? Como aquela foto que a gente viu na revista lá no consultório da doutora, lembra?

— Lembro. Inclusive comentei com a professora de ginástica.

— E ela não recomendou?

— Disse que, naquela posição, todo o peso do bebê e do útero recai diretamente sobre a veia, aumentando ainda mais a compressão.

— Entendi. O efeito é exatamente o contrário. Ou seja, não relaxa.

— Quer experimentar? — convida Vânia.

— Prefiro deitar entre as almofadas e ficar admirando você. — Ele tira o paletó, os sapatos e se atira no sofá. O casal fica mais alguns minutos relaxando, cada qual na sua posição.

— E o seu dia, foi bom?

— Tranqüilo.

— Ai, que delícia! — suspira Vânia, saindo daquela posição.

— Finalmente! Vou ter direito a beijo agora?

— Todos.

Ela se dirige ao sofá e deita ao lado dele.

— Não leva a mal, não, amor — arrisca ele, meio apertado —, mas acho que esse sofá é pequeno demais para nós três.

— Na horizontal. Mas na vertical... — Passa para cima dele, que geme.

— Ai!

— Ai? Tá me chamando de gorda, é?

— Nunca! — Ele faz uma voz sufocada, como se estivesse sendo esmagado. Ela ri, encantada.

— Engraçadinho! — Os dois se beijam.

— Quer dizer que você está animadíssima com a aula.

— Muito. Estou me sentindo bem disposta e muito segura com a confiança e a competência que ela me passa. Tudo, durante a aula, leva em consideração minha condição de grávida. Já estou inclusive aprendendo e treinando as respirações e o relaxamento para a hora do parto.

— Já?

— Quando é que você vai começar a participar?

— Eu? — estranha Paulo. — Como assim?

— Durante toda a primeira fase do trabalho de parto, você vai perceber a chegada das contrações.

— Ah, vou, é? Como?

— Colando a mão na minha barriga. E mais: vai me incentivar a fazer as respirações específicas.

— Eu?

— Você. E mais tarde, lá na sala de parto, quem vai segurar minha cabeça quando eu estiver fazendo força pro bebê nascer?

— Eu?

— Adivinhão.

— Só uma pergunta: como é que eu vou fazer tudo isso?

— Você vai aprender nos cursos de orientação que faremos juntos. Prepare-se, porque o de Preparação do Parto começa na próxima terça-feira.

— Já?

— Querido, o tempo não corre; voa.

— Tudo bem. Eu acompanho você — diz Paulo, ainda sem convicção. — Mas estou achando que vou pagar o maior mico. Provavelmente serei o único futuro papai presente.

— Você é que pensa. Pelo que eu pude perceber, todas elas estão muito bem acompanhadas pelos seus respectivos maridos.

— Ah, é? E que horas vai ser isso?

— Sempre às 19h15. Dá perfeitamente para sair do trabalho direto.

— Vocês mulheres não desistem, hein? Com essa mania de igualdade, acabaram arrumando um trabalho para os maridos!

— Querido, vai se acostumando: ser pai também é padecer no paraíso.

— Tudo bem. Padecer do seu lado é gostoso demais.

Atualmente o comportamento masculino vem se modificando bastante. Tarefas que eram tradicionalmente rotuladas como femininas hoje são compartilhadas por ambos, como, por exemplo, fazer compras no supermercado, ajudar nas tarefas domésticas e cuidar dos filhos pequenos. Isso também acontece em relação à gravidez. Depoimentos colhidos ao longo de mais de 25 anos nos Cursos de

Orientação comprovam uma mudança significativa nessa atitude. Há um maior desejo do homem em compreender e compartilhar todo o processo vivenciado pela mulher durante o ciclo gravídico-puerperal, o que leva a uma participação quase que total. Só não comparecem quando razões importantes como viagens, cursos ou doença impedem sua presença.

São dez horas da manhã de terça-feira. Vânia se apressa, pois tem consulta marcada com sua obstetra. Paulo ficou de encontrar-se com ela no consultório assim que terminasse uma reunião de trabalho.

— Como está passando, Vânia? — pergunta a médica, depois de cumprimentá-la.

— Bem, doutora, felizmente.

— E o Paulo, não veio?

— Deve estar chegando — responde Vânia, baixando os olhos e tomando coragem para tocar num assunto íntimo. — Aliás, gostaria de aproveitar a ausência dele para lhe fazer uma pergunta.

— Claro. Fique à vontade. O que quer saber?

— Bom, doutora, em primeiro lugar devo dizer que o Paulo é um marido extremamente carinhoso, atencioso, participativo, compreensivo... — É fácil notar que Vânia está cheia de dedos. — Mas...

— Mas...?

— Ultimamente a freqüência do nosso relacionamento sexual diminuiu bastante. Principalmente depois da noite em que o bebê se mexeu enquanto fazíamos amor.

— Compreendo. — A médica esboçou um breve sorriso cúmplice. Sabia do que Vânia estava falando.

— Percebi que ele ficou constrangido, esquivo... E eu não sei como tocar nesse assunto com ele.

— Sei como você se sente, Vânia: confusa, perdida, amedrontada. Mas fique tranqüila. Eu lhe garanto que você não é a primeira nem será a última grávida a me dizer isso. Esse fato é muito mais comum do que você imagina.

A médica tem toda razão. Muitos casais têm suas vidas sexuais alteradas a partir do momento em que as modificações da gravidez tornam-se mais evidentes. O abaulamento do abdome, por exemplo, impõe poucas restrições e alguma criatividade na busca de novas posições, mas não impede o ato sexual.

Os movimentos do bebê dão ao casal a sensação de que há uma terceira pessoa envolvida, assistindo àquele momento, deixando marido e mulher inibidos. A penetração do pênis na vagina, cujo comprimento só se reduz ao longo das três últimas semanas de gestação, alimenta a fantasia de que se possa machucar o feto.

Muitas mulheres se consideram feias por não apresentarem mais o padrão estético que supunham agradar aos homens. Evitam desnudar-se completamente adotando vestimentas que escondam seu novo corpo. Surpreendem-se quando constatam que a nova silhueta, ao contrário do que imaginavam, é considerada atraente pela maioria dos homens.

O aumento da mama deixa-a mais sensível, tornando sua manipulação, às vezes, desagradável e dolorosa. Em alguns casos, inclusive, pode haver extravasamento de colostro. Fica realmente complicado para um homem conviver com um seio — até então encarado como fonte erótica — que está se preparando para fornecer o alimento do bebê.

Interessante esta dualidade de situações presentes na sexualidade de um casal grávido. Apesar da insegurança, o homem sente-se orgulhoso, pois a gestação é a evidência de sua potência e fertilidade. Por sua vez, muitas mulheres relatam que, durante a gestação, livres da preocupação com uma possível gravidez não planejada, puderam experimentar e desfrutar um ato sexual com uma qualidade superior a habitual, o que lhes permitiu atingirem o orgasmo mais facilmente.

— O importante numa situação como essa, Vânia, é a possibilidade do diálogo franco entre o casal. Só assim você poderá compreender melhor os sentimentos experimentados por Paulo e ele, os seus.

— A senhora tem razão, doutora. Eu realmente não gostaria que, nesse momento tão bonito de nossas vidas, algo nos distanciasse. Vou conversar com ele hoje mesmo — decide Vânia, bem mais segura.

O interfone toca. A obstetra pede licença e atende.

— Pode mandar entrar — desliga e sorri para Vânia. — Falando em Paulo...

— Era ele? — pergunta Vânia, mais aliviada. — Ainda bem. Já estava imaginando que ele tivesse ficado preso na reunião.

— Com licença — pede Paulo, entrando na sala da médica. — E desculpas pelo atraso.

— Você chegou na hora certa. — A médica se levanta e lhe estende a mão, que Paulo imediatamente segura com firmeza. Ele se senta na cadeira ao lado de Vânia e a cumprimenta com um beijo rápido.

— Tudo bem com o nosso bebê, doutora?

— Estão todos ótimos, a mãe e o bebê. Solicitei uma ultrasonografia para confirmar a posição do feto e a maturidade da placenta — e, caso desejem, saber o sexo do bebê.

— Já estou no terceiro trimestre?

— Ainda não. Você está com seis meses e três semanas. Só terá sete meses quando completar a quarta semana.

— Ainda não aprendi a fazer essas contas. Sempre que me perguntam eu digo que estou no sétimo mês.

— Não é tão difícil de entender. Quando você vai comemorar o primeiro ano de vida do seu bebê? No dia em que ele nascer ou após completar os doze meses de vida?

— No final dos doze meses, claro — responde Vânia acariciando a mão de Paulo que estava segurando a sua.

— Muitas gestantes cometem este equívoco, minha querida. Consideram-se no nono mês antes de completarem as quatro semanas. Por isso ficam aguardando a hora do parto durante quase um mês.

— Qual é o tempo exato de uma gravidez?

— A gravidez dura 280 dias ou quarenta semanas, Paulo. Ou, se você prefere, nove meses gregorianos ou dez meses lunares.

— Por que esta diferença, doutora? — questiona Vânia.

— No calendário gregoriano há meses com 28, 29, 30 ou 31 dias. Já o mês lunar possui quatro semanas exatas, correspondendo cada uma às luas vigentes.

— Posso calcular minha data provável do parto desta maneira?

— É assim que os nossos índios fazem. Acrescente dez dias à data da última regra e veja a lua que predominava.

— Digamos que seja a crescente... — sugere Paulo.

— Como é que você sabe? — pergunta Vânia, olhando para o marido, surpresa.

— Não sei, estou supondo.

— Então o nascimento deverá ocorrer após dez luas crescentes — afirma a médica.

— Este é o tempo que o bebê precisa para ficar maduro?

— Depende do que você entende como maduro, Paulo.

— Assim, com uma aparência igual à nossa, apesar de pequeno.

— Isso acontece ao redor da décima segunda semana.

— Ah, é? — surpreende-se Vânia.

— Agora, maturidade fetal é a capacidade que o feto conquista que lhe permite viver fora do útero sem depender da placenta. Para isto, ele precisa realizar três funções básicas e fundamentais: respirar, sugar e deglutir.

— E se ele nascer antes disso?

— Bebês que nascem antes desta conquista podem ter dificuldades para exercer uma dessas funções, exigindo cuidados médicos, de enfermagem e equipamentos, como os que oferecem uma UTI neonatal.

— Se ele for esperto, não vai querer largar esse quarto-e-sala antes do tempo — brinca Paulo, acariciando a barriga de Vânia.

— Com certeza — aposta a médica.

— Doutora, outro dia li um artigo no jornal que me deixou curiosa.

— Que artigo? — interessa-se Paulo.

— Aquele que falava sobre a possibilidade de congelar o sangue do cordão umbilical para futura utilização, lembra? O que a senhora acha disso?

— Bem, Vânia, antes de responder à sua pergunta, temos que esclarecer os dois aspectos dessa questão. Primeiro, o congelamento em si. O sangue é armazenado em nitrogênio líquido numa temperatura de menos cento e oitenta graus centígrados. Teoricamente, isso inibe qualquer atividade biológica, permitindo sua conservação por muitos anos.

— Deve ser um processo altamente dispendioso...

— Bastante, Vânia. Ele exige equipamentos e tecnologia altamente sofisticada, o que explica seu alto custo.

— Mas qual é exatamente a utilidade deste congelamento? — argumenta Paulo.

— O sangue do cordão umbilical é rico em células-tronco.

— Esse nome não é estranho. Já li qualquer coisa sobre isso.

— No Caderno Ciências — identifica Vânia. — Nós lemos juntos.

— As células-tronco possuem a capacidade de se transformar em qualquer outra célula do organismo. Atualmente estão sendo utilizadas no tratamento de diversas doenças: várias modalidades de leucemias, linfomas, anemias, entre outras.

— Acho que podemos encarar tudo isso como um seguro: a gente paga, torce para não usar, mas, se precisar, ele está lá.

— Isso mesmo, Vânia. Eu não poderia ter dito melhor.

— Essa mulher vai longe, doutora!

— Tenho certeza disso — diz ela, terminando de assinar um pedido médico. — Aqui está a solicitação para o exame de ultra-sonografia. Não esqueçam de trazê-lo na próxima consulta.

— Não vou esquecer — promete Vânia.

Na saída do consultório, em frente ao automóvel de Paulo, o casal se despede.

— Tenho que voltar para o escritório, meu amor — comenta Paulo, depois de consultar seu relógio. — E você? Quer uma carona?

— Não precisa, querido. Vou caminhando até a casa de um cliente.

— Nesse sol?

— É aqui pertinho, na próxima esquina. O mestre-de-obras já deve estar ansioso, me aguardando.

— A gente se vê mais tarde, então. — Abraça e beija Vânia carinhosamente.

— Você não se esqueceu de que hoje começa o Curso de Preparação para o Parto...

— Claro que não. Pego você em casa às sete.

— Será que em 15 minutos a gente chega na Casa de Saúde São José, no Humaitá?

— Vai depender do trânsito.

— Quinze pras sete então?

— Marcado.

Estava me preparando para iniciar o curso, dando as boas-vindas aos casais — mais de 20 —, quando Paulo e Vânia entram no auditório. Sorridente, ela encaminha-se na minha direção, abrindo os braços para beijar-me como fazia desde pequena.

— Oi, tio Sergio. Espero não estar atrapalhando o senhor...

— Absolutamente, minha querida. Estou feliz por vê-los aqui. — Admira a quase sobrinha. — Você está ótima, querida. A maternidade está lhe fazendo muito bem.

— São os seus olhos.

— Os nossos — corrige Paulo.

— E você, Paulo, como vai?

— Em estado de graça, tio Sergio.

— Veio por livre e espontânea pressão?

— Eu? — Paulo finge espantar-se. — Então você não sabe que lá em casa sou sempre eu que dou a última palavra? "Sim, meu amor. Como queira, meu bem. Você manda, princesa."

Os risos enchem o salão e atraem olhares curiosos.

— Podemos rir também? — pergunta um dos futuros papais, sentado bem na frente.

— Logo mais eu conto — promete Paulo. — Cinco reais por cabeça.

Mais risadas.

— Onde podemos sentar, tio Sergio?

— Onde quiserem. De preferência mais na frente. Assim poderei vê-los.

— Mais tarde a gente conversa?
— Pode anotar na agenda, querida.

Sempre ao iniciamos um grupo de casais procuro ouvir deles os motivos e as expectativas que os levaram até nós. Além de nos conhecermos melhor, isso faz com que possamos detectar o sentimento predominante. Como se repete há anos, são a insegurança e a busca pela informação o que mais mobiliza os "marinheiros de primeira viagem", como eles próprios se rotulam.

Esta constatação é surpreendente, principalmente se considerarmos que os seres humanos se reproduzem da mesma forma desde quando adotamos a posição bípede — o que aconteceu há quase dois milhões de anos, como comprova a antropologia moderna. Já era para termos um conhecimento melhor sobre os fenômenos reprodutivos. Concordam?

Atualmente existem inúmeras publicações dedicadas a esse tema, não apenas nas livrarias, mas também nas bancas de jornal. Por que não conseguem satisfazer a ânsia de saber de um público tão carente, embora tratem de um fenômeno que se repete há tanto tempo?

Fala-se daquilo que não interessa, ou seja, dos desvios da normalidade, técnicas e procedimentos médicos, tratamento de doenças e coisas afins, o que pouco contribui para uma melhor compreensão do ciclo gravídico-puerperal. Existem casos de matérias cujos consultores emitem opiniões diferentes sobre um mesmo assunto. Imagine que confusão! Tudo isto só faz alimentar a insegurança e ansiedade dos casais.

Com a queda do Império Romano, por volta do século IX, o mundo ocidental assiste ao surgimento do período histórico denominado Idade Média. Ele caracteriza-se pela concentração do poder político, econômico e cultural nas mãos de poucos, os senhores feudais. Os pensadores, cientistas, filósofos e religiosos constituíam uma casta privilegiada, a única a ter acesso ao saber reunido nas grandes bibliotecas. A grande maioria do povo vivia à margem, subjugada econômica e culturalmente. O obscurantismo predominava, o que favorecia o aparecimento de misticismos, crenças e lendas populares.

Isto retardou muito o aprimoramento das civilizações ocidentais, distanciando-as das culturas orientais já mais evoluídas. Até hoje encontramos influências deste período arraigadas no nosso cotidiano. O melhor exemplo são as inúmeras superstições, lendas, tabus e crenças encontradas na cultura popular de nosso país a respeito da gravidez, do parto e dos cuidados com o bebê.

Se lembrarmos que, no momento em que inicio mais um Curso de Orientação, devem existir, somente na cidade do Rio de Janeiro, milhares de casais grávidos, e que apenas poucas dezenas deles estão participando de atividades destinadas a informar-lhes a respeito dos fenômenos reprodutivos, Vânia e Paulo podem se considerar privilegiados!

É importante que eles estejam conscientes deste fato. Só assim poderão avaliar melhor os palpites e comentários oferecidos por pessoas próximas como parentes, amigos e colegas. Muitas mães e avós, por exemplo, com seus conselhos e orientações, certamente estarão reproduzindo o que ouviram durante suas gestações. As amigas e colegas, sem que o percebam, estarão enriquecendo crenças e tabus. Todas o fazem com a melhor das intenções, é verdade, mas só estão contribuindo para alimentar desinformações e ansiedades.

Ao final dos cursos e após a gama de informações neles oferecida, espero que os casais habituem-se sempre a questionar antes de aceitar passivamente tudo que ouvem ou lêem a respeito. Dessa forma, será possível constatar que grande parte não tem o menor fundamento científico.

O domingo amanhece chuvoso. Paulo evita acordar Vânia, que dorme tranqüila. Levanta-se furtivamente e vai até o computador, como é seu hábito nos momentos de folga.

Checa os *e-mails* recebidos, envia outros e, como nada mais havia de importante a fazer, resolve navegar um pouco pela Internet. Digita "gravidez" num dos *sites* de busca. Percorre a imensa lista de endereços que aparece na tela. Acessa alguns deles repletos de depoimentos pessoais, dicas, recomendações e produtos para gestantes e seu bebê. Até que finalmente um chama sua atenção e desperta sua curiosidade. Decide conhecer um pouco mais o conteúdo sugerido pelo tema:

Lendas, Crendices e Superstições sobre Gravidez no Brasil

- Quando o marido tem dor de dente, sem razão aparente, é porque a mulher está grávida.
- Para a mulher grávida não sofrer de enjôo, basta soltar o hálito na nuca do companheiro quando ele estiver dormindo. Quem vai enjoar é ele.
- A mulher grávida não deve carregar chave ou medalha no colo, pois a criança nascerá com marca na pele.
- Ao se pedir à futura mamãe que mostre a mão, se ela o fizer com a palma para baixo, será menino. Se a palma estiver para cima, será menina.

- Se o ventre na gravidez for pontudo e saliente é sinal de que nascerá um menino. Arredondado e crescendo para os lados, menina.
- Para ter um bom parto a mulher deve ficar de cócoras e assoprar uma garrafa usando um chapéu de homem (marido) na cabeça.
- Para acelerar o parto dois homens devem segurar a parturiente pelas axilas enquanto esta fica de cócoras. O pai da criança deve dar três voltas ao redor da casa com um peso nas costas.
- Mulher grávida não deve sentar-se na soleira da porta senão sofrerá ao dar à luz.
- Mulher grávida não deve passar por baixo de cerca de arame, pois enrolará o cordão umbilical na hora do parto.
- A mulher grávida não deve comer raspa de panela ou nada que seja grudento para evitar dificuldades no trabalho de parto.
- Não presta passar por trás de mulher grávida, pois ela terá um mal parto.
- Para evitar dores de barriga após o parto, a interessada deve tomar três colherinhas de água misturadas com três de sal e três de farinha de mandioca.
- Se a mulher notar que a criança no seu ventre mexe mais do lado direito, ela terá um menino; se do lado esquerdo, menina.
- Tanto o berço quanto o carrinho de bebê não devem ser comprados antes do nascimento da criança.
- Mulher que deu à luz não deve comer carne de animal macho, faz mal; escolher sempre carne de galinha; melhor, de franga.
- Quando nasce uma criança deve-se defumar com arruda e pôr um pé de galinha atrás da orelha para curar o mal de sete dias.
- Para entrar no quarto é preciso esquentar as mãos senão arrocha o umbigo.
- Não entrar no quarto com cheiro de espécie alguma, principalmente de verdura. A criança pode ter diarréia e começar a evacuar verde.

- Quando a criança nasce e não chora, bater pratos para acordá-la até chorar.
- Enterrar o umbigo de recém-nascido debaixo do cocho para dar sorte. Idem debaixo da porteira para ser fazendeiro.
- Quem conserva ou enterra o umbigo guardado como lembrança nunca vai viajar. E, se o fizer, estará sempre desejoso de voltar à terra onde nasceu. Daí o ditado: "Quero morrer na terra onde foi enterrado meu umbigo".
- Para a criança não ter dor de barriga, não se deve torcer as fraldas.
- A mulher que estiver amamentando deve comer bastante canjica para aumentar o leite.
- Após o desmame, caso a criança fique com vontade de mamar no peito, a mãe deve pedir leite de três mulheres que se chamem Maria. Esse leite é misturado ao leite de vaca, que será dado na mamadeira.
- Quem quiser ter boa sorte, trate de beijar os pés de um recém-nascido.
- Para proteger o recém-nascido, deve-se colocar uma faca na soleira da porta; assim nenhum espírito maligno entrará no quarto.
- Um legume colocado na boca de um recém-nascido impedirá que ele tenha cólica.
- Para tirar sinais de nascença, a mãe deve lambê-la regularmente por muitos dias após o nascimento da criança. As marcas desaparecem graças ao poder curativo da saliva.
- Uma mulher grávida que comer frutos inconhos, grudados uns nos outros, terá filhos gêmeos.
- O nome de um filho só deve ser escolhido pelo pai após o nascimento.
- A água do batismo não deve ser secada na testa da criança; deixe-a secar naturalmente.
- Para o umbigo ficar bonito, após a caída do coto umbilical deve-se colocar borra de café ou enfaixar a região com uma moeda.

- Simpatia para ter uma gravidez tranqüila: Pegue um sapatinho, coloque três balas e leve-o a um jardim pedindo para que a gravidez seja tranqüila. Após o nascimento do bebê, pegue o par de sapatinho, coloque três balas e leve-o a um jardim, agradecendo a graça recebida.
- Simpatia para seios da gestante não deformarem: No quinto mês da gestação tem que ficar bem atenta para o primeiro dia da Lua nova. Nesse dia, à noite, quando estiver se preparando para dormir, a gestante deve partir um coco ao meio, raspá-lo bem, colocando a metade do coco em cima de cada seio. Deixe-o ficar por cinco minutos e, em seguida, passe um pouco de óleo de amêndoas nos seios.
- Simpatia para ter corpo bonito na gravidez: Passados quarenta dias, faz-se uma dieta à base de maçã no primeiro dia da Lua minguante. Pode ser crua, cozida ou em forma de suco (na água, mas sem açúcar). Repita a receita nas próximas nove Luas minguantes.

Entre chocado e incrédulo com as preciosidades que acabara de ler, Paulo não se contém. Vai até o quarto decidido a acordar Vânia. Desiste ao vê-la dormindo serenamente. Resolve então imprimir a página e esperar que ela acorde.

Eram quase onze horas quando Vânia esboça um lento despertar. Olha para o lado da cama e percebe que Paulo já se levantou. Espreguiça-se e vai a seu encontro na sala.

— Oi, amor, o que foi que houve? Acordando cedo num domingo?

— Valeu a pena. Olha a raridade que eu encontrei na Internet.

Ela se aconchega junto dele no sofá e, abraçados como dois namorados, que ainda são, lêem em voz alta o impresso. Por várias vezes interrompem a leitura com sonoras gargalhadas.

— Não acredito no que acabei de ler — comenta estupefata.

— Não é incrível? Pior é que está disponível na Internet para quem quiser ler.

Inegavelmente a Internet é hoje o maior veículo de transmissão de conhecimento humano do planeta. Não apenas por causa da sua velocidade, mas principalmente pela quantidade de informação. O mesmo não podemos afirmar quanto à qualidade do seu conteúdo. Qualquer um escreve o que quiser sobre os mais variados assuntos.

Exatamente por isso deve-se ter muita cautela quanto à origem dos artigos, especialmente na área da saúde, em geral, e da gravidez e do bebê, em particular.

Assíduos usuários da rede, Paulo e Vânia sabem que sua segurança está na credibilidade da instituição ou do profissional que se responsabiliza pelos textos.

A terça-feira estava como aqueles dias de inverno carioca. Ensolarado, um céu azul sem nuvens e uma temperatura agradável. Paulo chega da caminhada matinal com os amigos e encontra Vânia se espreguiçando na cama.

— Querida, já são oito horas. Assim vamos chegar atrasados para a ultra-sonografia.

— A consulta é às dez. Ainda temos tempo.

— Então descansa mais um pouco enquanto eu tomo um banho rapidinho e depois preparo o nosso café.

— Nossa, quanta energia!

— Estou louco para saber se é menino ou menina. Tenho um pressentimento fortíssimo de que é homem.

— Cada um diz uma coisa. Imagina que a dona Neuza do quarto andar encontrou comigo no elevador e disse que é menina, com certeza.

— E baseada em quê ela chegou a essa conclusão?

— Achou minha barriga pouco saliente e a linha escura no meio separada na altura do umbigo.

— Como é que é?

Vânia acha graça da cara incrédula do marido.

— Falou que, se fosse menino, a barriga seria pontuda e não redonda.

— Onde foi que ela aprendeu isso?

— E tem mais: perguntou o que eu tinha na mão. Quando eu perguntei: "O quê?", virando as palmas das mãos para cima, ela não teve mais dúvida: "É menina."

— Se fosse menino, o que acontecia?

— Eu teria virado as palmas das mãos para baixo.

— Bobagem. Tenho certeza de que é menino. Esqueceu dos pontapés que ele sempre dá quando eu toco na sua barriga?

— E se for menina? Você por acaso não vai gostar?

— Vou adorar, lógico. Mas vou perder o bolão que fizeram no trabalho.

— Bolão, amor? — Vânia parece não acreditar no que seus ouvidos acabaram de ouvir.

— Em futebol não se faz bolão para saber quem vai fazer o primeiro gol?

— E por acaso isso aqui é algum esporte, Paulo?

— Custa a rapaziada se divertir?

Vânia e Paulo experimentam uma característica própria de todo ser humano. A incapacidade de lidar e aceitar o imponderável e o imprevisto. Preferimos ter fatos e situações sobre nosso controle. Lidamos melhor com eles assim.

Para quem, como eles, vive o ciclo gravídico puerperal, isto é quase impossível. Não se sabe exatamente quando ocorre a fecundação e, portanto, menos ainda a data do nascimento. Daí denominar-se data provável do parto.

A curiosidade em relação ao sexo, por exemplo, diminui incertezas. Até mesmo a opção por um parto cesáreo às vezes nada mais é do que uma tentativa de controlar o momento do parto, assegurar o seu êxito ou, supostamente, evitar a dor.

— Podem entrar, por favor. — A enfermeira abre a porta do consultório para dar passagem a Vânia e Paulo. — O doutor Fernando aguarda os senhores na sala três.

O médico se levanta para cumprimentá-los.

— Bom dia, Vânia. Bom dia, Paulo.

— Bom dia, doutor — eles falam quase que ao mesmo tempo.

— Como tem passado desde o último exame, Vânia?

— Muito bem, felizmente.

— E então? Preparados para a grande revelação?

— As apostas estão altas, doutor — comenta Paulo, se encolhendo um pouco depois da leve cotovelada de Vânia em sua cintura. Ele abre um meio sorriso para disfarçar.

— Cada um diz uma coisa... — observa Vânia.

— Agora vamos saber com certeza. — Depois de tudo preparado, ele anuncia ao casal. — Fiquem olhando para a tela.

— Humm... Aqui está a cabecinha dele, na direção do colo uterino.

— O senhor disse "cabecinha dele"? — Paulo se anima.

— Do bebê — corrige o médico a tempo.

— Ah...

— Isso é bom, doutor? — pergunta Vânia, insegura.

— Ótimo. Olha o coraçãozinho batendo... A placenta... Vejam, ele está piscando...

— Está, é? — duvida Paulo, sem entender nada do que vê.

— Já dá para ver o sexo, doutor?

— Ainda não, Vânia, a posição não favorece muito.

— Ele está torcendo por um menino — entrega Vânia.

— Não é bem assim — defende-se Paulo. — Eu vou gostar de qualquer um, doutor. É só uma questão de intuição, entende?

— E você, Vânia? Tem preferência?

— Para mim tanto faz, doutor. O importante é que seja saudável.

— Quanto a isso, pode ficar tranqüila. Está tudo bem. — Paulo aperta a mão de Vânia, que responde ao toque do marido. — Mas o que diz o seu sexto sentido?

— Está muito dividido, doutor.

— O senhor já consegue ver alguma coisa? — pergunta Paulo, ansioso. — Porque eu não consigo ver nada!

— Bem, Paulo, parece que o seu desejo foi atendido... É um menino!

— Não disse?! — vibra Paulo. — Eu sabia!

— Vocês já tem um nome pra ele?

Os dois se olham, surpresos, e balbuciam.

— Não...

— Mas enquanto a gente decide — recupera-se Paulo, entusiasmado —, vou comprar uma camisa do Flamengo hoje mesmo pra ele.

— Mas já? — espanta-se o médico, sorridente.

— O moleque só sabe chutar, doutor. Deve ser louco por futebol.

— Então compra uma camisa do Vasco para ele — sugere o médico.

— Deus me livre! — Paulo bate na madeira.

— Garanto que o garoto vai ser bem mais feliz...

— Isso é o que nós vamos ver!

Diferentemente do raio X, que só podia ser utilizado no último mês de gestação, a ultra-sonografia permitiu a obstetrícia moderna acompanhar o desenvolvimento orgânico do feto desde o início de sua gestação. Isto possibilita o diagnóstico de uma série de situações que poderiam colocar em risco a saúde do feto e da mãe. Um recurso ainda mais atual é a ultra-sonografia 3D. Nela centenas de imagens são superpostas digitalmente, permitindo uma visão espacial em profundidade.

Se houver necessidade de uma avaliação mais específica, recorre-se à amniocentese. O líquido amniótico pode ser aspirado através de uma punção introduzindo-se uma agulha na cavidade uterina direcionada com a ajuda da ultra-sonografia. Entretanto, este exame só deve ser realizado por solicitação expressa do obstetra, caso haja indicação e não por mera curiosidade ou para ilustrar o álbum do bebê.

Paulo e Vânia agora estão tranqüilos: além de conhecerem o sexo do bebê, sabem que está tudo bem com ele.

O telefone toca insistentemente. Ainda envolto na toalha, Paulo sai do banheiro apressado. É Teresa, sua sogra.

— Olá, sogrona, tudo bem? Que bom ouvi-la tão cedo. Já soube da última? Não? Estamos cheios de novidades — pisca para Vânia —, mas vou deixar sua filha ter o prazer de lhe contar. Beijão. E apareça, hein? Já estou com saudades.

Passa o telefone para Vânia e, enquanto ela atende, preguiçosamente, fica beijando os cabelos e o pescoço dela.

— Oi, mãe, tudo bem?

— Eu é que pergunto. Como é que você está?

— Ótima, graças a Deus.

— E que novidades são essas que deixaram seu marido tão eufórico?

— Já sabemos o sexo do bebê.

— Não diz! Deixa eu adivinhar... — Pensa um pouco, mas logo desiste, curiosa. — Não, fala logo! É netinho ou netinha?

— É o Lucas, mamãe — diz Paulo, aproximando sua boca do telefone.

— Gente... meu neto já tem até nome?

— A gente tinha feito uma pequena lista — confessa Vânia —, mas só decidimos hoje. Você gostou?

— Adorei. Seu pai então vai ficar encantado. É um nome que ele adora. Se você tivesse sido menino, ia se chamar Lucas, sabia?

— Mentira? Olha que coincidência... — Dá adeusinho para Paulo, que atira um beijo da porta do quarto depois de deixar a toalha escorregar pelo seu corpo. Vânia não consegue disfarçar o riso.

— Tá rindo de quê? — pergunta a mãe, curiosa.

— Felicidade.

A mãe não acredita, claro, mas prefere não invadir a privacidade do casal.

— Parabéns, minha filha. Olha, não vou contar nada a seu pai. Vou deixar você dar a notícia para ele, combinado?

— Você vai agüentar? — pergunta Vânia, voz de quem duvida.

— Não prometo nada... — assume Teresa. Vânia ri do outro lado da linha. — E o Paulo? Todo bobo, não é?

— Você acredita que já está até fazendo planos de levá-lo ao Maracanã com a camisa do Flamengo?

— Ele pode até levar o menino no Maracanã, mas com a camisa do Fluminense.

— Isso quem vai decidir é o Lucas.

— Bom, agora que já sabemos que é menino, vai ser mais fácil escolher as roupinhas para o enxoval. Animada para fazer compras?

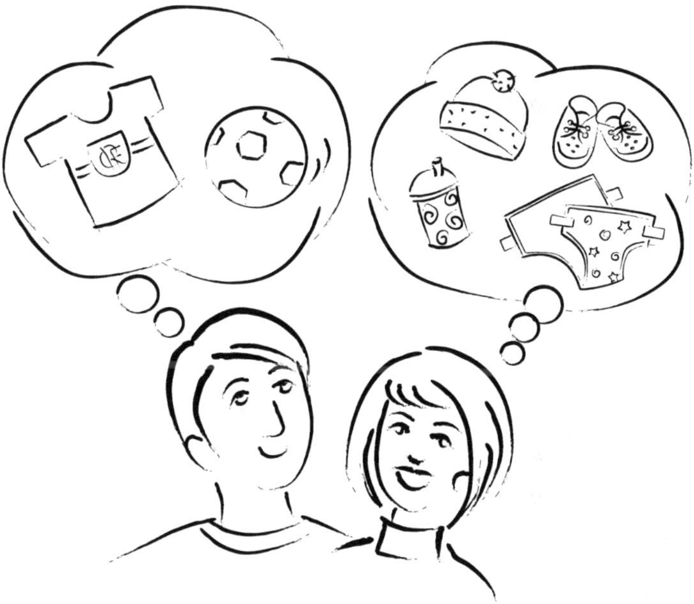

— Amanhã, que tal? Tenho apenas uma obra para visitar e depois estarei livre até a hora do Curso de Preparação para o Parto.

— Está gostando do curso?

— Estamos adorando.

— Estamos? O Paulo também freqüenta o curso? — admira-se Teresa.

— Ele é o mais entusiasmado. Pergunta tudo, quer saber tudo... Já fez amizade com uma porção de casais grávidos. Precisa ver.

— Que maravilha. Quem dera que no meu tempo fosse assim. Mal se falava sobre gravidez e parto. O médico obstetra tomava todas as decisões, o marido não participava de quase nada...

— Papai não deu uma força?

— Vai por mim, filhinha: os homens, quando muito, dão apoio. A força quem faz somos nós.

Lamentavelmente a orientação de gestantes e casais grávidos durante a gravidez ainda não alcançou a devida importância no nosso meio. Mesmo entre os obstetras há quem não valorize ou, até mesmo, menospreze esta atividade profilática.

Assim como existem campanhas nos meios de comunicação estimulando a amamentação, a vacinação e a importância do pré-natal, por exemplo, outras deveriam ser realizadas para divulgar e informar não só às gestantes e aos casais grávidos, mas também às instituições hospitalares públicas e privadas, grandes empresas, planos e seguros de saúde quanto às inúmeras situações adversas que podem ser evitadas ou minimizadas apenas com uma orientação prévia.

Por que não utilizar, por exemplo, filmes e novelas, cujo enorme poder de penetração e formação de opinião junto à nossa população poderia ilustrar esse novo comportamento? Em países como os Estados Unidos existe esta preocupação. Sempre que nas tramas aparecem gestantes ou casais grávidos eles participam de cursos, adotam respirações específicas para o parto, aprendem cuidados básicos com o bebê. Lá, quando uma moça engravida, ela escolhe a maternidade pela sua credibilidade, qualidade do pré-natal oferecido pelo corpo médico e a oferta de cursos de orientação.

Tão importante quanto o acesso à informação, os cursos permitem que casais vivenciando o mesmo ciclo gravídico puerperal possam compartilhar experiências, dúvidas e apreensões. Percebem que todos os seus temores não são exclusivos, ao contrário do que imaginavam. Isto ajuda a diminuir o nível de ansiedade.

No dia seguinte, na parte da tarde, Vânia se encontra com Teresa no shopping. Após longas caminhadas, um entra-e-sai de lojas e inúmeras sacolas, decidem dar um tempo para uma refeição frugal.

— Acho que já compramos quase tudo — suspira Vânia apoiando algumas sacolas no colo de sua mãe. — Estou com uma fome daquelas!

— Eu também, mas não podemos abusar. Essas praças de alimentação são uma tentação.

— Que tal ali? Parece ter umas saladas ótimas.

— Saladas? — Teresa faz cara de quem ia ter que comer o que não gosta.

— Você não disse que não devemos abusar?

— Que remédio — resigna-se Teresa. — Vamos.

Já sentadas, e depois de terem feito os pedidos, Vânia comenta:

— Felizmente o Lucas vai nascer na primavera, onde os dias são mais amenos. Podemos deixar agasalhos e cobertores para depois.

— Até porque até lá ele já terá crescido bastante.

— Isto me lembra uma história que contaram lá no curso. Um casal resolveu fazer um estoque de fraldas descartáveis. Encheram um armário com pacotes e mais pacotes de fraldas para recém-nascido tamanho P.

— Ih... Esqueceram que um bebê cresce rápido.

— Pois é. Em pouco tempo elas já não cabiam mais e eles ainda estavam cheios de fraldas. Tiveram que negociar a troca por outras maiores.

— Nessas horas o bom senso deve prevalecer. Quantas roupinhas não chegam a ser utilizadas por falta de oportunidade?

— Tem gente que realmente exagera. E foi justamente para evitar isso que lá no curso distribuíram uma lista onde cada item é apenas uma sugestão e não uma imposição.

— Por acaso você trouxe essa lista?

— Claro. — Tira um papel da bolsa e entrega-o à mãe. — Dá só uma olhada.

Teresa tira seus óculos da bolsa e examina a lista com ar professoral.

Para a higiene do bebê

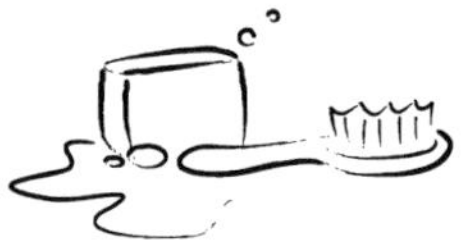

- 1 panela pequena de ágata;
- 1 recipiente com capacidade de 5 litros com tampa para armazenagem de água previamente fervida e filtrada;
- 1 chaleira média para ferver água para o banho do bebê;
- 1 garrafa térmica para colocar água morna para a higiene do bebê;
- 1 escova, 1 pente (bem macios);
- Sabonete neutro antialérgico;
- 3 pacotes de gaze quadrada esterilizada para o curativo do coto umbilical;
- 1 tesoura para cortar as unhas;
- 1 termômetro clínico;
- 1 termômetro para água;
- 1 pacote de algodão em rolo embalagem tamanho hospitalar.

Roupas

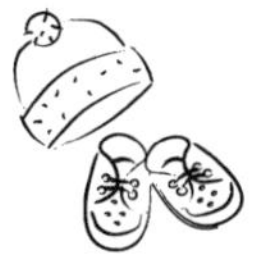

- 6 camisetas de manga longa (de algodão);
- 6 tip-tops;
- 10 pares de meia;
- 6 calcinhas com pezinho;
- 6 sapatinhos de lã ou de linha (dependendo da estação do ano);
- 6 casaquinhos de lã ou de linha;
- 6 babadores (de plástico ou atoalhados, de preferência contendo um bolso na borda inferior);
- 10 conjuntos de camisinhas de pagão de algodão;
- 3 macaquinhos (atoalhados ou aveludados);
- 3 macaquinhos curtos de malha e de manga curta;
- 3 camisetinhas sem mangas;
- 2 xales ou mantas de lã, linha ou de fustão;
- 2 toucas de lã ou de malha de algodão;
- 1 tênis de tecido;
- 3 vira-mantas;
- 3 cueiros de flanela ou algodão;
- 10 fraldas de pano (pois têm sempre 1001 utilidades!!!);
- 1 calça impermeável (para a fralda de pano, se necessário).

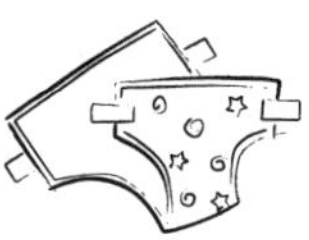

Cama e banho

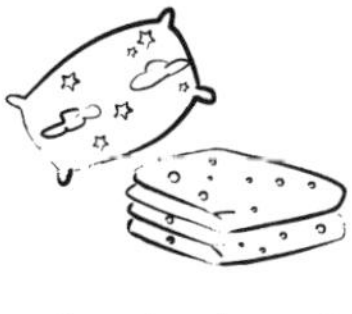

- 6 jogos de cama, com fronha (os lençóis com elástico são mais práticos para forrar o berço);
- 1 travesseiro para bebê;

- 1 colcha;
- 3 toalhas de banho com capuz;
- 3 toalhas tipo fralda para colocar forrando a de capuz;
- 2 protetores de berço;
- 1 cobertor do tamanho que permita prendê-lo sob o colchão;
- 1 banheira.

Outros

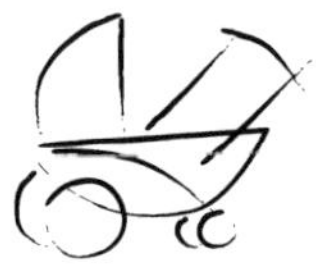

- 1 carrinho tipo "guarda-chuva" ou ao gosto dos futuros pais;
- 1 berço. Observar a distância entre as ripas de madeira para que não permitam a passagem da cabeça do bebê;
- 1 colchão de consistência firme;
- 1 abajur;
- 1 trocador impermeável;
- 1 bebê-conforto;
- 1 cômoda;
- 1 porta-trecos (cesta);
- 1 bolsa para passeio;
- 1 álbum de fotos.

Depois de ler minuciosamente a lista, Teresa observa, crítica:

— Quantos casais vão poder comprar todos estes itens?

— Não foi a senhora mesma quem falou em bom senso? Cada um sabe das suas disponibilidades financeiras. É só escolher o que for prioritário na quantidade possível.

— E não se deixar influenciar pela propaganda que, se bobear, entope a gente de coisas que não têm a menor importância.

— Falando em supérfluos, que tal um docinho de sobremesa?

— Docinho? — espanta-se a mãe.

— Acho que eu mereço.

— Quer saber? Eu também!

CAPÍTULO QUATRO

O terceiro trimestre da gravidez

AO INGRESSAR NO TERCEIRO TRIMESTRE Vânia começará a perceber com mais evidência os efeitos do aumento do útero. Ele cresce impulsionado pelo crescimento do feto no seu interior. Medindo seu tamanho a cada consulta pré-natal o obstetra acompanha o desenvolvimento fetal. A expectativa é que o volume uterino alcance quarenta centímetros até o final da gestação.

Este processo exige cada vez mais espaço. Como a cavidade abdominal não é oca, os órgãos abdominais são empurrados. O coração e o estômago assumem uma posição mais horizontal, o intestino grosso e o fígado ocupam a parte superior, aproximando-se mais do diafragma, o intestino delgado e os rins chegam para trás e a bexiga é comprimida para baixo. A necessidade de esvaziá-la com mais freqüência deve-se à diminuição de sua capacidade de armazenar urina.

O diafragma é um músculo que separa o tórax do abdome. Seu funcionamento representa setenta por cento da respiração e lembra o de um fole, subindo e descendo, fazendo o ar entrar e sair dos pulmões. Sua movimentação vai diminuindo com o final da gestação e exige uma participação maior dos músculos do tórax, dando um aspecto ofegante à respiração da gestante como forma de compensação. O peso da mama também contribui para isso.

Todas essas acomodações são inevitáveis, necessárias, mas insuficientes. O feto continua a crescer e necessita de mais espaço, exigindo que a musculatura abdominal se estique conferindo o aspecto abaulado característico do final da gravidez.

Durante esse processo o centro de gravidade vai se deslocando para frente. A certa altura, Vânia, agora completando o sétimo mês, acabaria por cair para a frente. Isto só não acontece porque a parte de cima da sua coluna vertebral é puxada para trás, tornando-a mais sinuosa, se vista de lado. É a cifolordose gravídica. Embora não caia, seu equilíbrio torna-se instável.

A coluna vertebral permite esta adaptação porque é formada por pequenos ossos, as vértebras, unidas entre si por minúsculos músculos denominados multífidos, que as mantêm empilhadas formando uma vara flexível. Do espaço entre elas emergem os nervos que se dirigem para os membros inferiores.

Se durante a gestação a musculatura do abdome não for exercitada, ela não terá a tonicidade e a capacidade suficientes para sustentar o peso do útero e do feto à medida que crescem. Isto ocorrendo, o crescimento não se fará para cima, mas para a frente, bem mais do que o necessário. O deslocamento do centro de gravidade também. Para compensar, a sinuosidade da coluna se acentua ainda mais. Isto acaba por diminuir os espaços intervertebrais, o que comprime os nervos e explica as dores lombares comuns neste período. O uso de salto elevado deve ser evitado por motivos óbvios.

Durante a ginástica devemos levar em consideração essas observações. Por isso Vânia sempre utiliza apoios como barra, bastão ou pesos para executar seus exercícios em pé, com segurança e sem se desequilibrar.

Para aquelas que já praticavam esportes, devemos agora considerar os riscos inerentes à prática de cada um deles, lembrando da possibilidade de quedas, entrechoque de jogadores, boladas, apnéia prolongada, mergulhos da borda da piscina e esforço em excesso (competição, jamais!). É preferível optar por caminhadas, bicicletas estacionárias, hidroginástica e a própria ginástica. Corridas devem ser evitadas, ainda que curtas.

São oito e vinte e cinco, faltam apenas cinco minutos para o início da aula. Vânia está ligeiramente atrasada.

— Olá, pessoal — acena, dirigindo-se para o vestiário.

— Como vai, Vânia? — cumprimenta a professora. — Já vamos começar a aula.

— Eu chego já! — Encaminha-se para o vestiário e comenta com Márcia, igualmente atrasada. — Nossa! Estou tão mais pesada que, se não fossem os exercícios, duvido que eu conseguisse chegar a tempo!

— E eu? Se eu tivesse que andar de ônibus ia ser difícil passar na roleta. — As duas chegam rindo na sala de ginástica. A professora fica curiosa.

— Do que vocês tanto riem?

— Eu e Vânia estávamos nos perguntando de que tamanho nós estaríamos se não fossem essas suas aulas, professora.

O resto da turma ri e faz comentários ao mesmo tempo.

— Não vamos exagerar — corrige Vânia, rindo. — Eu apenas disse que estou me sentindo muito pesada.

— É natural, Vânia — explica a professora. — Neste final de gestação as adaptações atingem seu grau máximo. Por isso a atividade física regular é importante. É ela que atenua esses efeitos e oferece mais disposição para as tarefas do dia-a-dia.

— É como se eu carregasse uma sacola enorme de compras sem poder apoiá-la — observa Márcia, arrancando gargalhadas no salão.

— Às vezes me dá uma preguiça — confessa Mônica. — Uma vontade de ficar deitada e não fazer nada — muito menos ginástica.

— Eu entendo — diz a professora. — Só que o sedentarismo acaba gerando um círculo vicioso e só piora as coisas. Portanto, vamos lá! Ânimo, meninas! — A turma se concentra e a aula finalmente começa. — Inspira... Solta... Inspira... Solta...

Após o final da aula e das trocas de sensações e descobertas entre as alunas no vestiário, Vânia procura a professora para tirar algumas dúvidas.

— Será que agora, que a barriga está tão volumosa, eu corro o risco de ter estrias?

— Bem, Vânia, existe um fator constitucional que favorece o aparecimento das estrias, mesmo na ausência de uma gravidez.

— Ah, é?

— A obesidade e uma pele desidratada, por exemplo, são alguns desses fatores. Mas esse não é o seu caso. Você está fazendo exercícios que trabalham os músculos da parede abdominal, favorecendo sua tonicidade, mantendo o peso ideal, bebendo bastante líquidos...

— Mesmo assim tenho pavor só de pensar nelas...

— Você pode complementar massageando a região abdominal.

— Estou passando óleo de amêndoa da Índia. O que você acha?

— Não vejo necessidade disso. A massagem indicada para o seu caso é o "pinçamento".

— Pinçamento?

— Suaves beliscões aplicados a partir da lateral em direção ao umbigo. — A professora realiza a massagem em si mesma para que Vânia entenda. — Faça isso em todo abdome girando no sentido do relógio.

Vânia experimenta, mas não consegue completar o giro.

— Acho que vai faltar mão, professora...

— Que tal pedir uma mãozinha pro Paulo?

— Será?

— Essas massagens são uma excelente oportunidade para o casal expressar sua afeição mútua. Garanto que ele vai adorar.

— Ele só, não; eu e o bebê também.

Se procurarmos entender o funcionamento da pele humana, veremos que ele se dá de dentro para fora. Células das camadas mais profundas vão se reproduzindo até atingir a superfície, onde morrem e descamam. As glândulas sudoríparas, sebáceas e os folículos pilosos também atuam nessa direção. Se a pele estiver íntegra, ela não absorve nada, muito menos a água.

Podemos rotular os óleos ou cremes de amaciantes, aveludantes, refrescantes, mas jamais hidratantes. Para hidratar a pele só bebendo água mesmo. Estudo realizado nos Estados Unidos mostrou que, de todos os produtos cosméticos, os únicos que efetivamente possuem a ação apregoada são os filtros solares. No caso da massagem os óleos são empregados apenas para diminuir o atrito e permitir o deslizamento das mãos da massagista sobre a pele. Nada mais.

O pinçamento ativa a circulação sangüínea levando mais sangue e água para a hipoderme, abaixo da epiderme, o que deixa a pele quente, avermelhada e hidratada. Isto, sim, evita o esgarçamento da hipoderme e o aparecimento das estrias.

A temperatura amena típica das noites de primavera carioca, após um dia atarefado e cansativo, embalou o casal num sono profundo e reparador. O despertador toca às sete e trinta em ponto. Paulo rapidamente desliga a campainha, mas não evita que Vânia acorde. Ainda espreguiçando, ela resmunga:

— Bom dia, amor — cumprimenta Paulo. — Dormiu bem?

— Mais ou menos. Tive um sonho daqueles.

— Pesadelo, é?

— Sonhei que o bebê estava nascendo e que nós estávamos indo para a maternidade sem conseguir falar com a obstetra. Assim que nós chegamos, fui levada para uma sala de parto muito pequena, cheia de gente que eu não conhecia. Alguém pediu para eu fazer força e, de repente, o bebê nasce! Quando olhei para ele, era uma menina e já tinha quase um ano de idade. — Suspira, ainda um pouco inquieta. — Que loucura! Fiquei até ansiosa por causa disso.

— Ainda bem que tudo não passou de um sonho — lembra Paulo, acariciando seus cabelos.

— Quem diria... Faltam só quatro semanas para o parto. — Vira-se para o marido, com uma certa expectativa no olhar. — Você já se deu conta disso? Acho que só agora estou caindo na real.

— Estou curioso para ver a carinha do Lucas... Será que vai se parecer comigo?

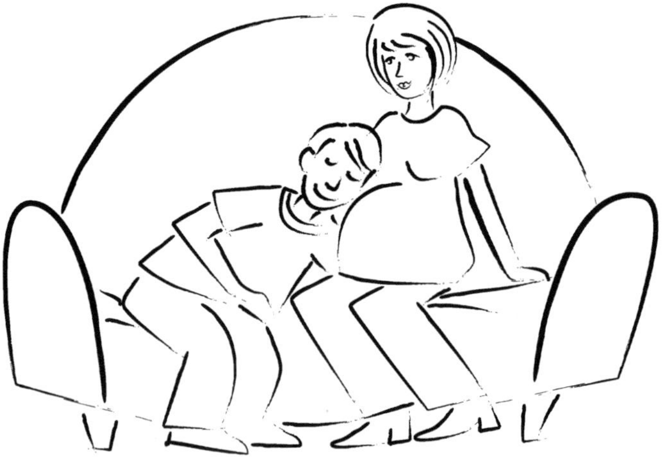

— Se vai ser bonito como o pai, é isso que você está querendo dizer?

— Também... — confessa ele, rindo.

— Seu bobo... Você só se preocupa com a aparência, né?

— Só, não; também, o que é bem diferente.

— Pra mim basta nascer perfeito. E, claro, com a minha inteligência...

— Por que não com a minha inteligência?

Ela lhe dirige um olhar gaiato, cara de quem está pronta a fazer uma travessura.

— Não se pode ter tudo, amor...

— Sua sorte é estar grávida, senão eu jogava esse travesseiro em você!

Um dos mecanismos que a mente humana usa para descarregar tensões são os sonhos. Vânia utiliza-se deles na salutar tentativa de antecipar algumas das emoções do parto, que se avizinha bem próximo, e para diminuir o nível de ansiedade, agora se elevando.

A aproximação do parto desperta reações por vezes contraditórias nas gestantes e nos casais. Algumas preferem que o parto demore a acontecer: "Ainda tenho tanta coisa para arrumar... Bem que ele podia ficar um pouco mais aqui dentro." Outras demonstram impaciência: "Não vejo a hora de pegar o bebê no colo e ver com quem se parece."

Ambas as manifestações são fruto da mobilização emocional gerada pela expectativa do momento do parto. A propósito, este é o tema de hoje no Curso de Preparação. Vamos conhecer um pouco dele?

Os casais participantes chegam para a reunião. Como de hábito, após me agraciarem com um carinhoso beijo, marca do afeto que nos une, Vânia e Paulo se juntam a eles.

Inicio lembrando que o ciclo biológico que vivenciam compõe-se de três partes: a gravidez, o parto e o pós-parto. Ninguém vive isoladamente uma delas. Inexoravelmente todas serão vivenciadas. O parto é o clímax deste ciclo, pois é um divisor de águas importante sob todos os aspectos. É o momento em que o feto está pronto para sair do útero e passar ao convívio de seus pais e familiares. Mas é também fonte de grande expectativa quanto à possibilidade de sofrerem com a "dor do parto".

Exatamente por isso pedi ao grupo que me conceituasse a palavra dor. Chegamos a um consenso: "Dor é uma sensação desagradável que ocorre sempre que a integridade do nosso organismo está em risco para chamar nossa atenção."

— Alguém do grupo já sentiu dor de dente? — pergunto.

— Eu já — responde célere Kaoki, uma linda japonesinha.

— E qual era a causa da dor?

— Bem, acho que era uma cárie — responde num português quase perfeito.

— Correto. Uma cárie é fruto da infecção dentária que agride o dente gerando estímulos dolorosos. E você ficou com dor até ser atendida pelo dentista?

— Não, tomei um analgésico e a dor melhorou.

— Mas o analgésico curou a infecção? — insisti.

Todos respondem em uníssono:

— Não!

— Como isto é possível? Existem dois aspectos importantes nesse mecanismo. A agressão, que gera estímulos dolorosos, e o local onde eles são percebidos, o cérebro. Vamos imaginar a seguinte experiência. Caso aplique em vocês um choque com a mesma intensidade, como imaginam que cada um iria "sentir" dor?

— Vai depender da sensibilidade de cada um — afirma Luís Carlos, convicto de sua conclusão. — Há pessoas mais sensíveis que outras.

— Será que existe mesmo este determinismo biológico? — provoco. — Que tal fazermos uma experiência para comprová-lo?

Diante da unânime negativa do grupo, proferida após uma série de comentários espirituosos, prosseguimos mais relaxados.

— Nascemos com a mesma capacidade de sentir dor, ressalvadas as diferenças entre os sexos. O que explica as diversas reações a um mesmo estímulo são os diferentes fatores que estejam interferindo na caminhada deles entre a agressão e o cérebro. Esses fatores podem ser reunidos em duas categorias: os que diminuem ou abolem a percepção e aqueles que amplificam a recepção. Vamos ilustrar com alguns *slides*.

Gestética — *preparação física e psicológica na gravidez*
CURSO DE PREPARAÇÃO PARA O PARTO
A aproximação do parto

CONCEITUAÇÃO DE DOR

"Sensação desagradável que ocorre sempre que o nosso organismo está sendo agredido (externa ou internamente), para que possamos combatê-la."

Ninguém nasce mais sensível do que outra pessoa.
Estamos mais ou menos sensíveis dependendo dos fatores que estejam atuando no momento.

"Como vemos, ninguém é mais sensível; apenas está mais sensível, dependendo dos fatores que estejam interferindo naquele determinado momento. Quantas vezes nos surpreendemos com a nossa própria capacidade, até então desconhecida, de suportar a dor?"

— Por que a palavra ansiedade está grifada? — assinala Luís Cláudio.

— Bem observado, Luís. Como vimos, essa é uma característica de quem está vivendo o ciclo gravídico-puerperal, especialmente nas últimas semanas de gestação. Veremos agora como ela atua no mecanismo da dor de quem está perto de ter um bebê.

Gestética — *preparação física e psicológica na gravidez*
CURSO DE PREPARAÇÃO PARA O PARTO
A aproximação do parto

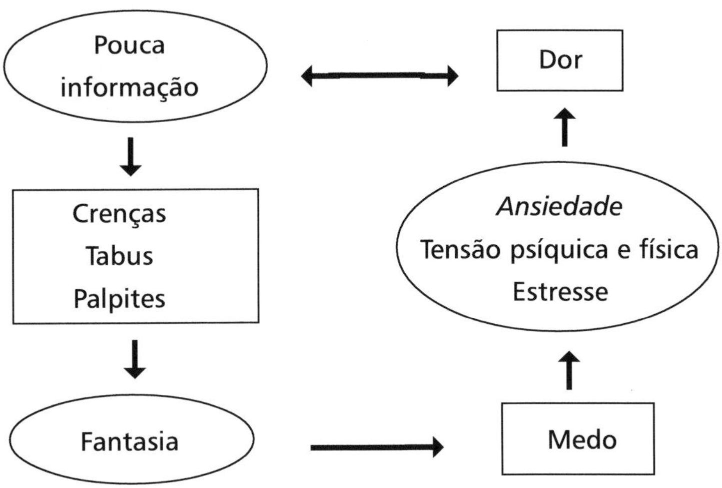

"Observem que a origem deste círculo vicioso é a pouca informação sobre o período que vivem — continuo. — Isto os deixa mais vulneráveis a todo tipo de influência: os famosos conselhos das 'amigas', as leituras de publicações sem preocupação didática, os programas de televisão sensacionalistas, as crenças religiosas, depoimentos de quem já passou pela experiência... Lembrem-se de que quem conta um conto aumenta um ponto. É assim que muitos de vocês constroem uma fantasia a respeito do parto que acaba se distanciando da realidade."

— O senhor não acha natural que a gente tenha medo? — pergunta Vânia, apertando a mão de Paulo disfarçadamente.

— Ter medo do desconhecido não é privilégio de quem está grávido. Todo ser humano manifesta este sentimento em vários momentos da vida, como, por exemplo, antes de entrar num quarto escuro. Para vocês o parto seria como um quarto escuro, não fossem as informações recebidas ao longo deste curso. Por isso considero importante dedicar algum tempo para conversar sobre temas relacionados a esse momento que estão vivendo, mesmo depois de um dia de trabalho cansativo. Vamos entender por quê.

Gestética — *preparação física e psicológica na gravidez*
CURSO DE PREPARAÇÃO PARA O PARTO
A aproximação do parto

Só a informação pode interromper este ciclo vicioso

- Melhora a compreensão do que está acontecendo consigo física e emocionalmente e com o feto na gravidez
- Ajuda filtrar "desinformações", desmistificando-as
- Evita fantasias mirabolantes em relação ao parto
- Baixa o nível de ansiedade
- Permite participação efetiva durante o trabalho de parto
- Melhora a aceitação na eventualidade de uma cesariana
- Facilita e estimula assumir tarefas com o recém-nascido

— Dr. Sergio, o que significa participação efetiva no trabalho de parto? — pergunta Isabela timidamente, de maneira quase inaudível.

— Vocês já identificam as três etapas do parto. Sabem como colaborar em cada uma delas. Na primeira fase, ou seja, na dilatação do canal do colo do útero, deixando o útero trabalhar sem atrapalhá-lo.

Do fundo da sala Rodrigo me interrompe com sua voz de barítono.

— Doutor, sem querer interromper e já interrompendo, o que o senhor quer dizer com atrapalhar?

— De que maneira participamos dessa fase? Usando as técnicas de respiração específicas no momento das contrações e relaxando no intervalo entre elas. Como não são a nossa maneira usual de respirar, ninguém está preocupado com isso. Portanto, precisam ser ensinadas e treinadas bastante para se conseguir a melhor coordenação possível. Aliás, como já sugeri a vocês.

— Pode deixar, doutor, já estamos ficando craques — conclui Rodrigo orgulhoso.

— Parabéns ao casal!

— Obrigado — todos respondem em coro, sentindo-se igualmente parabenizados.

— Que característica deve ter um ambiente que favoreça a concentração e o relaxamento? — pergunto.

— Tranqüilidade — responde o grupo quase em uníssono.

— Concordo. Agora observem esta recomendação importantíssima: se o trabalho de parto acontecer durante o dia, diminuam a luminosidade do quarto da maternidade. Deixem-no na penumbra e acrescentem uma música suave de fundo, de preferência escolhida por vocês. Se desejarem, utilizem um *walkman*. E, o fundamental: só vocês devem permanecer no quarto. Familiares e visitas devem aguardar no saguão da maternidade.

— Ah, é? E como vamos conseguir realizar essa proeza? — questiona Rodrigo, provocando alguns risinhos e comentários na audiência.

— Deixo você e os demais futuros papais encarregados dessa tarefa. Tenho certeza de que cada um saberá encontrar a melhor maneira de alcançar esse objetivo. Lembrem-se de que isto representa noventa por cento do bom andamento do próprio trabalho de parto.

— Vai ser dureza manter minha sogra à distância — comenta Juarez, o mais gaiato do grupo, despertando risos.

— Vou trancar a porta — arremata Luís Cláudio, decidido.

— E colocar a famosa plaqueta: não perturbe — completa Paulo.

— Mas não façam como o rapaz que levou tão a sério esta recomendação que quase impediu a entrada do obstetra para acompanhar o trabalho de parto. — Os risos enchem o salão. — Foram necessários argumentos convincentes para que ele cedesse.

Cíntia, até então caladinha, pergunta:

— Doutor, quando é que devemos fazer força?

— Com a dilatação do colo completa, inicia-se a próxima etapa, a expulsão fetal. Você será encaminhada à sala de parto e, no momento da contração, ouvirá um pedido do seu médico: "Força!" Sua participação agora será mais objetiva e eficaz, ajudando seu bebê a se deslocar até atingir o meio externo. Na simulação do parto, teremos a oportunidade de vivenciar estes momentos.

Como o grupo parece satisfeito — já que não havia mais perguntas —, encerro a reunião e me despeço de todos. Vânia e Paulo se aproximam.

— Puxa, tio Sergio, adoramos a reunião.

— O mesmo tema abordado por um prisma diferente — analisa Paulo.

— Acho que estou começando a encarar o parto natural de outra forma.

— Isso é muito bom.

— O senhor diria que o parto natural é a maneira mais saudável de se ter um bebê? — pergunta Paulo.

— Bom, Paulo, a natureza criou a via vaginal como a única para o nascimento do bebê. Daí a denominação parto natural. Quando ela não deve ou não pode ser utilizada, pois implicaria trazer riscos à saúde da mãe e/ou do bebê, o obstetra terá que criar uma via alternativa e ele faz isso através de uma cirurgia, a cesariana.

— Mas no meu caso...

— Você tem tudo para ter um parto natural, minha querida: uma gravidez saudável, sem intercorrências, e um bebê em ótimo estado e na posição ideal. Nessas condições, mais de oitenta por cento dos partos acontecem sem anormalidades.

— Maravilha! — torce Paulo. — Eu sempre fui de opinião que, quanto mais natural, melhor.

— Tenho uma sugestão — proponho. — Por que não continuamos nossa conversa num restaurantezinho aqui perto? Tem umas saladas ótimas.

O casal aceita a idéia na mesma hora.

— Seria ótimo, tio Sergio.

— Estou mesmo precisando comer alguma coisa — afirma Paulo.

Descemos pelo elevador panorâmico e, cerca de vinte minutos depois, já sentados em nossas mesas e com os pedidos feitos, continuamos a nossa conversa.

— Outro dia assisti, numa emissora de televisão a cabo, a um programa sobre métodos e tratamentos alternativos para manutenção e restabelecimento da saúde. O tema abordado era o nascimento de uma criança. Mas, para minha surpresa, ele nasceria pela via natural! O casal entrevistado vestia-se como os *hippies* dos anos 60, havia velas e incensos espalhados pelo ambiente e a moça portava um sinal entre as sobrancelhas, como o terceiro olho dos hindus.

— Acho que eu vi esse programa... — reconhece Vânia. — Mas não prestei muita atenção. Estava lendo alguma coisa.

— A mensagem era a seguinte: somente após um longo período de aprendizado com os monges no Tibete sobre as técnicas de meditação transcendental seria possível vivenciar um parto pela via natural como o casal em questão. E tudo isso através de um meio de comunicação poderosíssimo cuja finalidade primordial é a informação do público. Um verdadeiro absurdo que alguém precisa impedir!

— Sou obrigado a concordar — reconhece Paulo.

— O trabalho de parto é um mecanismo extremamente dinâmico, ou seja, muitos fenômenos acontecendo num curto espaço de tempo. O médico obstetra acompanha seu desenrolar avaliando cada etapa. Se algo foge ao esperado ele poderá ter que intervir utilizando medicamentos, manobras manuais ou até mesmo optando por uma cesariana.

— Deve ser frustrante, não é, tio Sergio? — comenta Vânia.

— Bastante. Muitas moças lamentam: "Eu me preparei tanto para ter um parto natural. Fiz dieta, ginástica, cursos e, na hora agá, foi necessária uma cesariana." Mas, quando se conhece melhor essa característica do trabalho de parto fica mais fácil aceitar a necessidade de uma eventual cirurgia sem experimentar a sensação de incapacidade.

— Já li artigos afirmando que o índice de cesarianas em algumas maternidades chega a setenta e cinco por cento. Isso me assusta, tio Sergio.

— São vários os motivos que explicam esses índices elevados em nosso país, Vânia. Quaisquer das razões que possam estar imaginando contribuem para isso. Daí a dificuldade em reverter esse quadro.

— Várias amigas e colegas de trabalho costumam me perguntar por que não marco logo uma cesariana e pronto. Nada de dor e ansiedade.

— Quando uma moça faz uma escolha como essa, a opção é feita entre duas situações que ela desconhece. Não é raro ouvirmos: "Ninguém me disse que eu estava trocando a dor antes pela dor depois."

— Desculpe, tio Sergio, mas acho que a cesariana é economicamente interessante para os médicos por ser mais rápida do que um trabalho de parto — interpreta Paulo.

— Esta distorção ainda não foi totalmente corrigida na nova tabela de procedimentos médicos elaborada pela Associação Médica Brasileira. Hoje um trabalho de parto é remunerado da mesma forma que uma cesariana.

— Em outros países é assim também? — insiste Vânia.

— Nos Estados Unidos, por exemplo, o índice de cirurgias é de vinte e um por cento. Num artigo que recebi, órgãos de controle da saúde concluíram que metade dessas cesarianas era desnecessária. E mais: dos dez hospitais que apresentavam os maiores índices, cinco estavam num mesmo estado, um dos mais ricos da federação. Concluía afirmando que as maternidades deveriam ampliar a orientação aos casais grávidos por ser a maneira mais econômica e eficiente de reverter esse quadro.

— E o que nós podemos fazer por aqui? — interessa-se Paulo.

— Conversem bastante com sua obstetra sobre estes temas. Procurem conhecer sua conduta de acompanhamento de trabalho de parto, informem a ela suas expectativas em relação ao parto, à anestesia, à episiotomia (o famoso corte) e aos cuidados com o bebê na sala de parto. Não deixem que nada fique subentendido.

— Eu questiono tudo — afirma Paulo. — Não deixo passar nada.

— Querem ver? Há alguns cursos um casal me procurou após o término da reunião solicitando a indicação de um obstetra. Fiquei curioso e quis saber por quê. Mesmo ansiosos e constrangidos, eles me disseram que estavam com a impressão de que o obstetra deles forçava uma barra para que fizessem uma cesariana. Toda vez que eles manifestavam sua inclinação por um parto natural, o médico colocava alguns senões e desconversava. A partir daí, mesmo estando quase no oitavo mês, eles haviam chegado à conclusão de que o melhor seria trocar de médico.

— E qual foi a sua reação? — quis saber Paulo, interessadíssimo.

— Depois de ouvi-los atentamente, disse que entendia perfeitamente a insegurança deles, mas sugeria que, antes de tomarem qualquer iniciativa quanto à troca de médico, dissessem a ele exatamente o que haviam dito a mim de maneira franca e direta. Depois então, se houvesse necessidade, eu faria a indicação solicitada.

— E eles seguiram a sua recomendação?

— À risca, Vânia. Tanto que, algumas semanas depois, eles tornaram a me procurar. Pareciam bastante aliviados.

— Tinham trocado de médico?

— Pelo contrário. Colocaram abertamente suas ansiedades e inseguranças para o obstetra, que foi muito atencioso, dando todas as informações pedidas e muito mais. Ficaram quase uma hora na consulta e saíram de lá bem mais tranqüilos. Passaram lá só para me agradecer.

— Que bom — exclama Vânia, contente. — Adoro finais felizes.

— Eu e Vânia já fizemos uma lista com várias perguntas para a doutora.

— Excelente idéia, Paulo. Façam sempre isso.

— Acho que nossos pratos estão chegando... — avisa Vânia.

— São muito bem-vindos — exclama Paulo. — Minha barriga já estava começando a roncar...

A reunião foi um pouco mais prolongada do que de costume. Vânia precisava transferir para outros colegas do escritório o acompanhamento das obras sob sua responsabilidade. Afinal, esta seria uma das últimas oportunidades para fazê-lo. De volta à sua sala, recebe o recado de Mário, responsável pela administração, que a esperava em sua sala.

— Olá, Mário. Queria falar comigo?

— Sim, doutora Vânia. Gostaria de lhe informar seus direitos como gestante conferidos pela legislação trabalhista brasileira.

— Que ótimo, Mário. Você deve imaginar que, como a maioria das mulheres, sei muito pouco sobre eles. — Pára um pouco e pede, sorrindo. — Só tem uma coisa: vamos deixar o senhora de lado?

— A senhora manda. Quer dizer — corrige, depressa —, você manda, doutora.

— Soa melhor assim.

— Vamos lá, então. Em primeiro lugar, você tem o direito de solicitar mudança de função ou atividade caso esse exercício possa prejudicar a sua saúde e a do seu bebê. Basta trazer um atestado médico comprovando esta necessidade.

— Espero que não seja preciso.

— Em segundo lugar, enquanto estiver grávida, e até cinco meses após o parto, você tem estabilidade no emprego e não pode ser demitida — a não ser nos casos previstos na legislação caracterizados como "justa causa".

— Felizmente. Numa época como a nossa, em que os índices de desemprego são tão elevados, isso é muito importante. Nos dá alguma tranqüilidade e segurança.

— Essa é a intenção da lei.

— Tem mais?

— Tem. A partir do oitavo mês de gestação, você tem direito a uma licença-maternidade de 120 dias, recebendo salário integral e benefícios legais.

— Isso eu já sabia.

— E mais: até o bebê completar seis meses, você pode solicitar dispensa do seu trabalho todos os dias, por dois períodos de 30 minutos, para amamentar.

— Isso eu não sabia — reconhece Vânia. — E o pai? Tem algum direito?

— Tem, claro. Logo após o nascimento do bebê, o Paulo pode solicitar na empresa em que trabalha uma licença-paternidade de cinco dias.

— Só cinco dias? Por que essa diferença?

— Bom, não fui eu que fiz a lei, mas imagino que seja porque não cabe aos homens fazer o trabalho de parto e muito menos amamentar.

— Hum! — Vânia faz uma expressão de cansaço. — Tudo nós!

— Não se preocupe — observa Mário, rindo. — Pelo que eu soube do Paulo, ele vai ser um paizão!

— Pode apostar.

— Tem mais alguma coisa que você deseja saber?

— Uma curiosidade, já que estamos tocando nesse assunto: esses direitos também valem para quem não tem carteira assinada ou está desempregada?

— O parto é considerado uma urgência e o seu atendimento não pode ser recusado em nenhum hospital, maternidade ou casa de parto. Ele é gratuito e deve ser de boa qualidade na rede pública ou conveniada ao Sistema Único de Saúde, o SUS.

— Já ouvi falar nele.

— Se a unidade não puder atender naquele momento, a transferência só será possível em duas opções: caso haja tempo suficiente para que ela aconteça e caso seja confirmada a existência de vaga e a garantia de atendimento em outro estabelecimento.

— Isso funciona de verdade? — duvida Vânia.

— Bom, é o que todos esperamos. Afinal de contas, é a lei.

— E lei não se discute; se obedece, não é, Mário?

— Teoricamente, sim — ele sorri, cúmplice. — Posso ajudar em mais alguma coisa?

— Não, Mário, você foi ótimo. Agradeço todas as suas informações. Além de serem úteis, me deixaram bem mais tranqüila.

— Que bom. — Prende uma caneta no bolso da camisa. — Quando você pretende tirar sua licença?

— Por enquanto, não pretendo ficar em casa esperando a hora do bebê nascer. Enquanto estiver com disposição, ou até que minha obstetra solicite o contrário, continuarei na ativa.

— Qualquer coisa, já sabe onde me encontrar.

— Com certeza, Mário. Obrigada.

CAPÍTULO CINCO

O momento do parto

ERAM QUASE OITO DA NOITE de uma sexta-feira, final de um longo dia de uma semana cheia de trabalho, quando Paulo sente a vibração do seu celular. Assim que reconhece o número de casa apressa-se em atender, com o entusiasmo de sempre.

— Oi, querida, tudo bem? Também estou morto de saudade e louco pra chegar em casa. Já terminei quase tudo, e em meia hora estou chegando aí. Quer que eu leve alguma coisa? — Fala de um fôlego só e, ao ouvir a resposta de Vânia, leva um susto. — O quê? O bebê vai nascer?! Estou indo pra aí!

Para sorte de Paulo, o trânsito flui sem retenções e em poucos minutos chega em casa. Vânia está sentada no sofá vendo sua novela preferida quando Paulo entra esbaforido. Ela olha para a cara dele, espantada.

— Nossa, você veio voando!

— Vim o mais rápido que pude. — Joga a pasta na cadeira e se senta ao lado dela, as mãos úmidas de suor. — O que você está sentindo? Já ligou pra doutora? Avisou sua mãe?

— Calma, querido. Não precisa ficar nervoso.

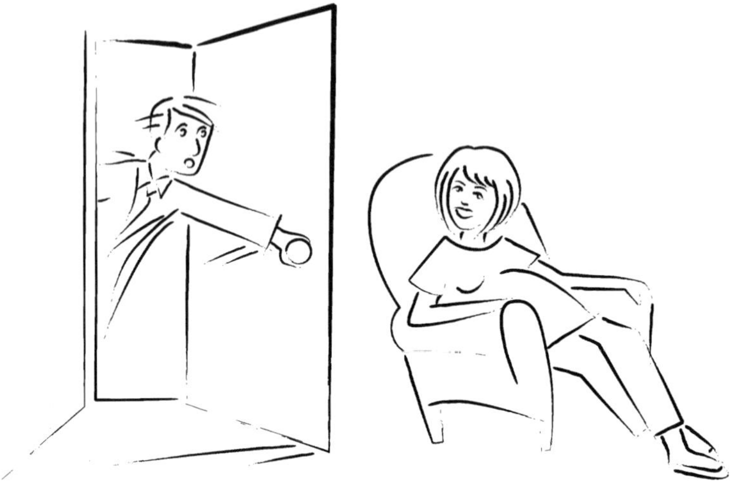

— Como não precisa ficar nervoso? Você não disse que o bebê está nascendo?

— Eu disse que achava que estava chegando a hora do bebê nascer — corrige Vânia, calmíssima. Paulo encara a esposa.

— Não foi bem assim que você falou, Vânia...

— Foi, sim.

Ele resolve ceder.

— Tá bom. — Tira o paletó e finge assistir ao capítulo da novela. — E baseada em quê você chegou a essa conclusão?

— É que eu comecei a sentir minha barriga endurecer.

— Ah, foi? E desde quando?

— Já aconteceu várias vezes desde que liguei pra você.

— Não será o moleque se mexendo?

— Não. Quando ele se mexe, um caroço se forma por aqui, mais para o lado, e é muito rápido. Agora não. É diferente. Durante alguns segundos, a barriga fica toda dura e saliente.

— São as contrações! — conclui ele, cheio de convicção.

— Acho que sim...

— Muito bem... — Ele tira o relógio do pulso e zera o cronômetro. — Vamos medir o tempo entre elas.

— Você lembra de tudo que disseram na aula? — pergunta Vânia, duvidando.

— Anota aí. — Faz cara e pose de especialista. — Considera-se início do trabalho de parto quando o intervalo entre as contrações é igual ou inferior a dez minutos.

— Muito bem, amor. Estou orgulhosa de você! — Ela o puxa pela manga da camisa e dá um beijo em sua orelha. Ele se arrepia.

— Não me desconcentra agora...

— Coloca sua mão aqui — pede Vânia. Ele coloca a mão direita sobre a barriga da esposa enquanto a esquerda segura o relógio. — Acho que está vindo uma. Tá sentindo?

— Senti! — afirma Paulo, emocionado, conferindo o tempo no relógio. — São oito horas e quarenta e cinco minutos...

— Quinze para as nove...

— Durante quanto tempo ela permaneceu dura assim? Uns trinta segundos?

— Mais ou menos isso.

— Enquanto aguardamos a próxima contração, vou tirar essa roupa pra ficar mais à vontade.

Foi o tempo de tirar o paletó e a gravata. Antes que Paulo pensasse em mudar de camisa, Vânia chama por ele.

— Corre, Paulo! Lá vem outra!

Dessa vez, os dois marcam o tempo juntos.

— Essa é das boas — observa ele, matemático. — Onze minutos de intervalo. Acho que já podemos ligar para a doutora.

— Será? Talvez seja melhor esperar um pouco mais. Não apresentei nenhum dos outros sinais. Nem estou me sentindo desconfortável.

— Bom, você é quem sabe. Como diria minha sogra, as mães sempre têm razão.

O que desencadeia todo este processo que Vânia começa a experimentar é a informação dada à hipófise, através de hormônios produzidos pela placenta, de que o feto está pronto para nascer. Ao ser estimulada, a hipófise passa a produzir a ocitocina que, lançada na corrente sanguínea, chega até o útero contraindo a musculatura trançada do seu corpo de forma intermitente e ritmada: são as conhecidas contrações.

Cada contração diminui a cavidade uterina impulsionando o feto na direção do colo do útero e abrindo seu canal. É basicamente isto que ocorre durante a primeira fase do trabalho de parto, a dilatação.

Apenas o médico que faz um exame de toque vaginal pode constatar se há ou não dilatação do canal do colo do útero e diagnosticar o início do trabalho de parto — o que exigiria a ida do casal todos os dias ao consultório de sua médica não fossem três sinais ditos indiretos, mas também eficazes, que detectam seu provável início.

Iniciado este processo, e à medida que a quantidade de ocitocina vai aumentando na circulação sangüínea, o intervalo entre as contrações vai diminuindo e o seu tempo de duração aumentando. Até que a abertura do colo atinja a sua dilatação máxima ou completa, entre dez e onze centímetros, dez a doze horas podem se passar.

De madrugada, Vânia acorda com uma sensação desconfortável, como se o lençol estivesse molhado. Levanta-se cuidadosamente para não acordar Paulo e percebe a saída involuntária e contínua de um líquido claro escorrendo pela sua vagina. Ele não possui nem cor nem cheiro de urina. Parece ser o rompimento da bolsa d'água. Diante desta constatação, resolve acordá-lo.

— Paulo! Acorda, amor. Acho que a bolsa rompeu.

— Quem? — Ainda atordoado, ele se vira na cama, preguiçosamente.

— A bolsa d'água...

— O que tem ela?

— Estourou.

Paulo senta na cama quase que imediatamente.

— Mentira!

— E as contrações estão cada vez mais freqüentes.

— Deixa eu medir o intervalo. — Procura o relógio na cabeceira da cama e derruba o despertador. — Droga! Cadê o relógio? Onde foi que eu guardei?

— Procura na gaveta, amor — sugere Vânia, calmamente. — Ele escancara a gaveta e quase deixa cair no chão todo o seu conteúdo.

— Achei!

— Está vindo uma contração! Que horas são?

— Três horas e doze minutos.

— Três da manhã... isso são horas de querer nascer? — Vânia fala com a sua própria barriga.

— Quer chamar a atenção... que nem o pai.

— Acho que vou começar fazer a respiração da vela para diminuir o desconforto...

— Isso. Quer que eu ajude?

— Não precisa.

Ela faz a respiração aprendida nos cursos com a total solidariedade de Paulo. Alguns minutos, uma nova contração a surpreende.

— Outra! Que horas são? — pergunta Vânia.

— Seis minutos de intervalo! — Paulo levanta, decidido. — Vou ligar para a doutora avisando que estamos indo para a Casa de Saúde. Vai se arrumando.

— Primeiro vou tomar um banho.

— Banho? — espanta-se Paulo. — Tudo bem que é preciso ficar calmo, mas não vamos exagerar. Quer chegar atrasada?

— De jeito algum. A mala já está arrumada. Só uma chuveirada e pronto.

— Mulheres!...

— Quer vir também? — convida ela, cheia de sedução.

Ele parece incrédulo.

— Não está doendo nem um pouquinho?

— Médio. Sabe cólica?

— Nunca tive, graças a Deus.

— Parece cólica. Das boas. Mas a respiração ajuda um bocado.

— Então anda. Enquanto você toma banho, eu aproveito e troco de roupa. Vê se não demora.

Ao utilizar o vaso sanitário, Vânia percebe a eliminação de uma substância mucosa com aspecto de sangue pisado. É o tampão mucoso.

Em pouco tempo o casal chega na maternidade onde já estavam a postos a doutora e sua equipe. Aliviados, dirigem-se para a Internação a fim de cumprir algumas formalidades.

— Assim que vocês se acomodarem irei até o quarto para examiná-la — avisa a médica.

Muitos casais acabam se estressando desnecessariamente por deixarem para última hora burocracias e procedimentos indispensáveis junto ao seu seguro ou plano de saúde que, se providenciados previamente, agilizariam bastante o processo de internação.

— Muito bem, Vânia: você está com cinco para seis centímetros de dilatação e a bolsa amniótica está rota.

— Bolsa amniótica rota? — repete Paulo, preocupado. — Não gostei nada dessa frase, doutora...

— Calma, Paulo. Isso quer dizer que as contrações atingiram uma eficiência tal que a pressão dentro do útero gerada por elas rompeu a membrana amniótica.

— Entendeu, amor? — pergunta Paulo, sutilmente irônico.

— A doutora quer dizer que ele está chegando, meu bem — responde Vânia, percebendo que Paulo não havia compreendido a explicação técnica.

— Essa língua eu entendo!

— E quanto ao bebê, doutora? — pergunta Vânia. — Como é que ele está?

— Sua posição não poderia ser melhor e seus batimentos estão dentro da normalidade.

— Esse é o meu garoto! — vibra Paulo.

Médica e enfermeiras não conseguem deixar de rir.

— Vou solicitar à enfermagem que dê início aos procedimentos de praxe.

— Que são? — Vânia é daquelas que gostam de saber tudo.

— A tricotomia e o clister — responde a médica com um meio sorriso nos lábios. Sua intenção é provocar Paulo, que imediatamente aceita a sua provocação, franzindo as sobrancelhas e deixando o queixo cair.

— Como é que é?

— Raspagem dos pêlos pubianos e vulvares e minilavagem intestinal.

— Ui — geme Paulo, tentando ser solidário.

— Não dói nada — explica a obstetra. — Só incomoda um pouco.

— Vai ficar carequinha, amor — Paulo sopra em seu ouvido, baixinho.

A doutora finge não ter escutado, mas deixa escapar uma expressão divertida.

— Se continuarmos nesse ritmo, Vânia, dentro de pouco tempo estaremos indo para a sala de parto.

— Doutora...

— Diga.

— Por enquanto a respiração da vela está me ajudando a suportar o desconforto da contração. Mas... e se ele aumentar e tornar-se doloroso?

— Fique tranqüila. O anestesista estará acompanhando conosco todo seu trabalho de parto. Se houver necessidade, ele fará uma punção, deixando um cateter no espaço peridural por onde será injetada uma pequena dose de anestésico...

— Isso eu entendi: anestesia peridural — repete Paulo, tentando acompanhar tudo.

— Só o suficiente para eliminar a sensação dolorosa, uma vez que já existe pelo menos uns seis centímetros de dilatação.

— Mas e se for preciso fazer o corte no períneo e eu não tiver tomado a peridural?

— Não se preocupe, querida. Na região em que for realizada a episiotomia será feita uma infiltração com anestésico local.

— Episiotomia? — balbucia Paulo, preocupado.

— O corte no períneo.

— Ah, tá — responde, aliviado. — Está vendo, meu amor? Depois desse parto vou virar um especialista. Nos próximos eu já poderei até ser assistente.

— Não duvido, Paulo — concorda a médica. — Bem, Vânia, assim que terminar o preparo eu volto para examiná-la novamente, está bem? Enquanto isso continue respirando e relaxando. Aproveite o escurinho da noite e a suavidade da música de fundo.

— Vocês pensam em tudo, hem? — elogia Paulo.

Bem mais tranqüilo e ainda mais participativo, ele estimula Vânia a executar a respiração da vela quando percebe a chegada de mais uma contração.

— Olha, amor! Sua barriga está ficando dura e saliente de novo. Deve ser outra contração.

— Adivinhão! — geme Vânia, tentando controlar o desconforto com a respiração.

— Vamos, querida! — incentiva a esposa, animado. — Inspira pelo nariz e solta pela boca... Inspira pelo nariz e solta pela boca. Como se estivesse tentando apagar uma vela. Faça isto o mais rápido que puder.

— Tudo eu!...

O trabalho de parto de Vânia transcorre sem anormalidades. A posição ideal do feto favorece a transmissão do impulso gerado pela contração até o anel muscular do colo do útero, abrindo seu canal. O intervalo entre as contrações está cada vez menor e o tempo de duração das mesmas aumentando, o que comprova uma liberação eficaz de ocitocina pela hipófise. Não há necessidade de administrá-la através do soro instalado há pouco na veia. A obstetra decide monitorar utilizando um cardiotocógrafo, aparelho que, por intermédio de um traçado gráfico, informa o momento de uma contração e possíveis repercussões sobre a freqüência cardíaca do feto. O aumento da dilatação é verificado através de toques vaginais a intervalos regulares.

É freqüente, ao final da gravidez, a presença da rinite gravídica, responsável pelo entupimento das narinas. Nesse caso ficará muito difícil, senão impossível, realizar a respiração da vela. Pode-se recorrer a uma outra respiração igualmente eficiente, a do cachorrinho, assim batizada porque lembra a respiração de um cachorro cansado: o ar entra e sai pela boca rapidamente.

Apesar das respirações, Vânia relata um desconforto doloroso, o que justifica a aplicação pelo anestesista de uma dose inicial de anestésico através do cateter peridural. Atendendo a uma rotina da maternidade, o casal é transferido para um quarto situado dentro do centro obstétrico próximo às salas de parto. Isso garante uma maior privacidade, longe do burburinho familiar, além da assepsia e suporte necessários para o procedimento anestésico.

— Como vão as coisas por aqui? — indaga a obstetra, preparando-se para um novo exame de toque algum tempo depois.

— A cólica diminuiu bastante, doutora.

— Ótimo. Vou aproveitar a próxima contração para avaliar a dilatação. Continue fazendo a respiração da vela.

Alguns minutos depois, durante uma nova contração, a doutora realiza mais um exame.

— Como estamos, doutora?

— Já posso pedir sua transferência para a sala de parto. A dilatação está quase completa.

— Sabia! — exclama Paulo, entusiasmado, sentindo-se um verdadeiro *expert*.

No momento em que Vânia tenta passar do leito para a maca, ocorre uma nova contração uterina. Ela pede a enfermagem que aguarde um pouco, para evitar um desconforto ainda maior, e inicia a respiração da vela. Só no final da contração, ela atende a solicitação.

A mesa de parto possui um mecanismo próprio para ajustar a altura e a abertura das perneiras à anatomia de cada uma. Vânia orienta a enfermagem para que as mesmas fiquem simétricas e a posição seja a mais confortável possível. Afinal de contas, não existe nada melhor para desconcentrar do que uma posição incômoda. Terminado o ajuste, a mesa é inclinada para que a cabeça de Vânia fique mais elevada uns trinta graus aproximadamente.

Seguindo a orientação recebida no curso, Paulo posiciona-se próximo à cabeceira. Ele sabe que dali terá o mesmo ângulo de visão que Vânia. E mais: além de permitir que ela o visualize, confortando-a com sua presença, ele pode participar sem o risco de atrapalhar ou contaminar inadvertidamente os lençóis esterilizados.

Mais um exame de toque vaginal e a obstetra constata a dilatação completa. Com a abertura total do anel do colo uterino o feto já pode sair de sua cavidade. Entretanto, para que seu deslocamento prossiga através do canal vaginal rumo ao meio externo faz-se necessária uma importante colaboração, obtida através da força executada no momento da contração.

— Muito bem, Vânia. Na próxima contração, em vez da respiração da vela, quero que você faça força, entendeu?

— Do jeito que aprendi no curso?

— Exatamente. Encha o pulmão de ar, prenda a respiração, junte o queixo no peito e puxe a haste da perneira como se fosse remar, levantando o tórax da mesa.

Vânia segue rigorosamente as instruções.

— Lembre-se de que a contração está demorando um minuto. Portanto, se quiser renovar o ar, terá que fazê-lo rapidamente, repetindo todo o processo, ok?

— Posso segurar a cabeça dela, doutora? Para não tensionar a musculatura do pescoço? — pergunta Paulo, ansioso para ajudar.

— Claro. Mas fique atento quando ela fizer o movimento para soltar e renovar o ar.

— Certo.

— Estamos todos combinados?

— Mais do que combinados: entrosadíssimos — garante Paulo. — Treinamos um bocado essa simulação do parto, não foi, meu amor?

Ela não tem tempo de responder. Um trabalho a espera.

Quando enche o pulmão de ar, seu diafragma se move em direção ao abdome diminuindo sua cavidade no sentido longitudinal. Ao prender a respiração, ela o mantém assim. Colocar o queixo no peito evita a saída de ar dos pulmões. Mas, puxando a haste da perneira como se fosse remar elevando um pouco seu tórax da mesa, ela encurta a musculatura do abdome, diminuindo a cavidade transversalmente. Ora, diminuída nos seus dois sentidos, a pressão gerada no seu interior ajuda a contração a impulsionar o feto em direção ao meio externo.

— Isso, Vânia — aplaude a médica. — Excelente. Acho que com mais duas ou três forças como essas seu bebê estará nascendo.

— Já está dando para vê-lo? — pergunta Paulo.

— A cabecinha já está bem próxima do orifício vaginal — observa a médica. — E, pelo visto, cabelo é o que não falta nesse menino.

— Puxou à mãe! — exclama Paulo.

É muito importante a participação do obstetra transmitindo à parturiente o bom andamento desta fase do parto. Toques vaginais periódicos permitem acompanhar a progressão da cabeça, confirmar sua posição ideal e avaliar o relaxamento da musculatura perineal.

Aproxima-se o momento em que a cabeça do Lucas, medindo aproximadamente dez centímetros, terá que ultrapassar o orifício vaginal, espaço bem menor. Como será que a natureza resolve este impasse?

Para facilitar a sua compreensão, faremos uma analogia com o ato de vestir um suéter. A lã que contorna sua gola possui a propriedade elástica. Ao esticá-la seu diâmetro aumenta, o que permite a passagem da cabeça. Em seguida, a lã automaticamente se encurta, moldando a gola ao pescoço.

Quem deverá se esticar para aumentar o orifício vaginal é a musculatura perineal que, para tanto, precisa estar bem relaxada. Músculo tenso tende a se encurtar. Mas como obter o relaxamento do períneo no momento em que Vânia está fazendo força?

Primeiramente buscando a sensação do ânus relaxado. Ao ser dado este comando, relaxa-se o esfíncter anal e a própria musculatura perineal. O afastamento máximo de perna e coxa também relaxam o períneo. Quando Vânia puxa a haste da perneira durante a força, sua bacia escorrega pela mesa acentuando a abertura, já que suas pernas permanecem apoiadas nas perneiras. Basta que ela não tente fechá-las nem tente levantar a nádega da mesa de parto.

Um recurso que poderia ser utilizado na gola do suéter seria cortar a lã ao invés de aguardar que ela se estique. Isso também ocorre em relação ao orifício vaginal. O corte da musculatura do períneo — ou episiotomia — aumenta rapidamente seu diâmetro, acelerando a saída da cabeça fetal. Entretanto, a decisão de realizá-la e sua extensão levam em consideração, principalmente, a qualidade do relaxamento perineal.

Os adeptos do parto de cócoras defendem esta posição, alegando que, ao assumi-la, o peso do corpo forçaria a abertura. Utilizou-se, na época, o exemplo das índias brasileiras, que costumam agachar-se não apenas para ter o bebê como também para cozinhar, fazer artesanato, conversar com as crianças, fazer suas necessidades fisiológicas — ou seja, na maior parte do dia. Entre nós, que não temos este hábito, esta posição torna-se extremamente desconfortável, o que levou à adoção da cadeira para o parto de cócoras. Ela permite o descanso entre uma contração e outra.

Vânia optou pela posição convencional por ser menos incômoda e por estar convencida de que a boa qualidade do relaxamento também pode ser obtida nesta posição.

É freqüente nos cursos ouvirmos afirmações do tipo:

— Mas numa posição vertical a ação da gravidade não ajudaria a empurrar o feto?

O trabalho de parto é considerado um mecanismo ativo. São várias ações integradas e sinérgicas atuando com um objetivo específico. Processo semelhante a este ocorre quando engolimos um alimento. Ele é conduzido ao estômago para ser digerido como conseqüência da contração coordenada do esôfago, abertura e fechamento do cárdia, orifício situado na sua junção com o estômago. Mesmo que estejamos de cabeça para baixo.

— Vânia, na próxima contração a cabecinha atingirá o meio externo. Procure fazer uma força bem longa.

Com a chegada da contração ela se supera e, com isso, o desprendimento da cabeça se inicia. A doutora considera o relaxamento da musculatura perineal excelente e decide não realizar a episiotomia. Ela apenas protege a saída da cabeça para que seja a mais suave possível, dando tempo ao alongamento dos músculos ao seu redor. A cabecinha finalmente alcança o meio externo. Vânia continua fazendo força, pois a contração ainda não terminou. A doutora agora realiza a manobra de libertação dos ombrinhos. Segurando o bebê pela cabeça, sem puxar, ela o abaixa até que saia o ombro que está para cima e, em seguida, inverte a manobra, levantando-o até liberar o de baixo. Rapidamente o corpinho deixa o corpo de sua mãe e o bebê chega ao meio externo, para felicidade de todos.

— É um menino lindo! — anuncia, eufórica, a doutora.

— Puxou ao pai! — diz Paulo, emocionado.

— Às seis horas e quarenta minutos — anuncia a médica.

Cansada do esforço, Vânia só consegue pronunciar algumas palavras:

— Ele é perfeitinho, doutora?

— Tem tudo o que os menininhos têm — graceja a doutora relaxando o ambiente.

— Só que mais bonito, claro! — brinca Paulo.

— Paulo, venha até aqui para me ajudar a cortar o cordão umbilical.

— Eu??? — surpreende-se ele.

— Tem outro Paulo aqui?

Com o coração descompassado, ele beija afetuosamente o rosto de Vânia, afagando seus cabelos como que aguardando seu incentivo.

— Vai, meu amor. Vai ser legal.

A doutora coloca a tesoura em sua mão trêmula e guia seu movimento.

— Pode cortar, Paulo.

— Tem certeza, doutora?

— Absoluta.

— Não vai doer?

— Não. É completamente indolor. Não há feixes nervosos, apenas uma gelatina envolvendo os vasos sanguíneos.

— Vamos lá, garoto — diz ele em voz baixa para si mesmo. — Coragem!

A secção do cordão umbilical interrompe definitivamente a comunicação entre mãe e filho. Ele agora terá que respirar e mais tarde sugar e deglutir para se alimentar. Sua passagem pelo canal do parto massageou seu corpinho preparando seu pulmão para a vida num ambiente aéreo. Lucas nasceu com pouquíssima secreção e respirando sem dificuldade. Mesmo assim o pediatra leva-o para o berço aquecido, onde avalia as condições de nascimento utilizando o coeficiente de APGAR. Com ele são atribuídos pontos de zero a dois à freqüência cardíaca, coloração da pele, tônus muscular, resposta a estímulos e capacidade respiratória.

— Atenção, pessoal! O Lucas teve nota nove — informa o neonatologista da equipe. Todos aplaudem. — Aprovado com louvor.

— Posso ficar com ele um pouquinho, doutor?

— Claro, Vânia, o tempo que desejar. Enquanto isso ficamos aguardando a saída da placenta.

Apesar do Lucas já estar desfrutando do convívio com seus pais, o trabalho de parto ainda não terminou. A terceira etapa corresponde à saída da placenta e seus anexos, parte do cordão umbilical e a membrana amniótica. Sua separação da parede interna do útero inicia-se durante o próprio trabalho de parto, mas só se completa com a chegada do bebê ao meio externo e sua emancipação funcional após o corte do cordão umbilical. Ela seguirá o mesmo caminho que minutos atrás Lucas percorreu. Por ter uma consistência maleável e uma estrutura esponjosa não encontrará dificuldades para sair, já que o colo uterino ainda não se fechou completamente.

— Pronto, Vânia! Agora sim seu parto terminou.

— Isso na sua mão é a placenta? — pergunta Paulo, ligeiramente pálido.

— Perfeitinha, não é?

— É... — responde, sem muita convicção.

— Já que está tudo bem, podemos levar o Lucas para ficar com a gente no quarto, doutora?

— Claro que sim, Vânia. Um bercinho já está esperando por ele. Mas antes ele terá que passar pelo berçário.

— Pra quê? — quer saber Paulo, sempre curioso.

— É lá que, além de retirarmos o excesso do "vérnix caseoso", iremos medi-lo, pesá-lo e vesti-lo.

— Excesso de quê, doutora? — pergunta Paulo, atento a cada nova palavra.

— Vérnix caseoso. O nome dado à substância que protege a pele do feto do contato com o líquido amniótico. Isso evita seu enrugamento dentro do útero. Todo recém-nascido nasce com ele, uns mais, outros menos. O excesso é retirado após o parto e a cada banho sai um pouco mais.

— Já sei o que é — reconhece Vânia. — Aquela película meio pegajosa.

— Exatamente. Muitas mães pensam que é sujeira, mas na verdade é uma proteção quanto à perda de calor e ao contato com os germes do meio exterior.

— A senhora é melhor do que a revista *Seleções*, doutora — atesta Paulo. — Está sempre enriquecendo o meu vocabulário.

A gargalhada é geral.

Lucas pesou três quilos quatrocentos e cinqüenta gramas e mediu cinqüenta e um centímetros. Estes dados servirão de referência para que o pediatra possa acompanhar seu desenvolvimento daqui para frente. Nos primeiros dias ele deve perder uns trezentos gramas e até os seis meses de vida estará pesando o dobro.

CAPÍTULO SEIS

O pós-parto e o puerpério

ANTES MESMO DE VÂNIA deixar a sala de parto e retornar ao quarto da maternidade uma nova etapa se inicia: o puerpério ou pós-parto.

A região na cavidade do útero, da qual a placenta se separou, lembra uma ferida cujo sangramento denomina-se lóquios puerperais. Não se trata de hemorragia, mas de uma perda previsível e temporária. À medida que o útero retorna ao tamanho que possuía antes da gravidez, os pequenos vasos sanguíneos dessa região cruenta vão se fechando, fazendo o sangramento diminuir até cessar. Isto leva em média de duas a seis semanas, dependendo da via de nascimento, se natural ou cirúrgica.

Com a involução uterina todas as outras adaptações ocorridas durante a gravidez desaparecerão. Os órgãos intra-abdominais voltam às suas posições originais, a musculatura da parede do abdome encurta-se e o centro de gravidade normaliza-se após algum tempo.

A única exceção é a glândula mamária. Ela, que se preparou durante toda a gravidez aumentando de peso e volume pelo acúmulo de colostro, terá agora uma função importantíssima: alimentar o Lucas.

— Amor, deixa o bercinho perto da cama para que eu possa vê-lo — orienta Vânia.

— Tá bom, querida, mas você precisa descansar um pouco. Aproveita enquanto ele dorme e as visitas não chegam.

— O pediatra disse que pode levar umas seis horas para que o Lucas peça o seio para mamar. Até lá você, como um dos homens da casa, fica encarregado de administrar a entrada de pessoas aqui no quarto.

— "Um dos homens da casa?" Você está querendo dizer que agora vou ter que dividir meu poder com esse ser tão pequenininho?

— Por que vocês homens detestam tanto a concorrência?

— Não é o meu caso. Não sei se você percebeu, mas, nesse caso, eu sou uma autêntica exceção.

— Por isso me casei com você.

Ele se abaixa para beijar a esposa.

— Você foi maravilhosa — elogia ele.

— Você também.

— Ah. Antes que eu me esqueça: já solicitei a presença da enfermagem da Casa de Saúde para autorizar o teste da orelhinha e o do pezinho.

— Não esquece também de autorizar a foto para o berçário virtual e de avisar ao tio Sergio.

— Deixa comigo.

Lucas é levado até o berçário ainda dormindo para a realização da triagem auditiva neonatal. O teste emite ondas sonoras imperceptíveis ao ouvido humano, mas que permitem detectar transtornos da sua audição sem acordá-lo.

Quanto ao teste do pezinho a orientação recebida foi aguardar o início da amamentação para a retirada de uma pequena amostra do sangue através de uma picada no pé próximo ao calcanhar. Além de doenças infecciosas congênitas, vários distúrbios endocrinológicos podem ser detectados, como a fenilcetonúria.

— Bom dia a todos.

— Bom dia — respondem ao mesmo tempo, olhando para a senhora que acaba de entrar no quarto.

— Sou Isabel, a enfermeira-chefe da maternidade. Gostaria de parabenizá-los por optarem pela permanência do Lucas no quarto com vocês. Eu e minha equipe estaremos à disposição para orientá-los na amamentação e nas primeiras tarefas com ele.

— Que ótimo, Isabel! Já se passaram quase seis horas do parto e o Lucas ainda não chorou pedindo para mamar — antecipa-se Paulo, convidando a enfermeira a se aproximar do bercinho.

—- Não repara não, Isabel. Apesar das informações que recebemos nos cursos, ele está mais ansioso do que eu.

— Ele ainda está dormindo placidamente — tranqüiliza a enfermeira. — Daqui a pouco vai começar a se mexer. Logo em seguida, vai resmungar, choramingar até finalmente chorar, se você não lhe oferecer o seio até então. Nesse momento, estarei aqui para ajudá-los.

Assim que fui avisado aproveitei a manhã de sábado com poucos compromissos para visitá-los. Vânia e Lucas dormiam, Paulo conversava com Teresa e Álvaro na varanda para não incomodá-los. Junto-me a eles compartilhando suas emoções.

O celular de Paulo não pára de tocar. São parentes e amigos a quem ele relata entusiasmado a nova experiência de ser pai. Cumprindo à risca as ordens de Vânia, administra como pode as visitas procurando escaloná-las para que elas não gerem tumulto.

— Esta vida de pai é dura mesmo hein? — provoco.

— E como, tio Sergio! Mas estou respeitando todas as orientações aprendidas nos seus cursos.

— Ele é um rapaz muito aplicado — comunico a Teresa e Álvaro.

— Olha — mostra uma escovinha. — Para a limpeza das mãos de quem pretender pegá-lo no colo.

— E as visitas? Está conseguindo agendá-las?

— Estou tentando. Vamos ver se as pessoas obedecem.

— Claro que vão obedecer, imagina — garante Álvaro.

— É fundamental que as visitas percebam a importância desses primeiros momentos de mútuo conhecimento entre mãe, pai e filho — oriento. — A primeira mamada então se reveste de especial significado, porque seu êxito se refletirá nas demais.

— É agora que o Lucas vai identificar o cheiro de sua mãe, reconhecer sua voz, saber distinguir se ela está tensa ou insegura, não é, tio Sergio?

— Pela primeira vez ele sugará uma auréola e mamilo. É muita novidade, não só para eles como até mesmo para vocês, avós — complemento.

— Tem razão, meu amigo — concorda Álvaro. — Já nem me lembrava mais da emoção e do significado deste momento.

— Mas acho que quando voltarmos para casa a coisa deve ficar mais difícil...

— Por que você diz isso, meu genro? — pergunta Teresa.

— Não teremos o apoio da enfermagem, Teresa.

— Não se preocupe. Se houver necessidade, uma das técnicas irá até lá para ajudá-los.

— Isso seria ótimo, tio Sergio.

— Nos poucos dias em que os casais permanecem na maternidade nem sempre é possível esclarecer todas as dúvidas.

— Admiro muito esse trabalho, Sergio — observa Teresa. — Pena que na época em que Vânia nasceu nada disso parecia importante.

— É verdade — reconheço.

— Lembro-me que, quando recebi alta da maternidade, ganhei de brinde um álbum do bebê, um *kit* de mamadeiras e uma lata de leite em pó.

— Leite em pó? — surpreende-se Paulo.

— Cheguei a imaginar que o agrado era pelo fato do Álvaro ser médico da Casa. Mas depois constatei que todas as mães recebiam.

— Felizmente, hoje em dia o recém-nascido está protegido por leis que proíbem anúncios que induzam o consumo desnecessário do leite de vaca em pó e o uso da mamadeira.

— Isso sem falar nas campanhas governamentais de estímulo ao aleitamento materno, ressaltando as vantagens que ele proporciona — lembra Álvaro.

— São os novos tempos! — comemora Paulo.

Lucas inquieta-se no berço e choraminga. Vânia acorda e, após uma refeição frugal — afinal, são horas sem se alimentar —, prepara-se para amamentá-lo.

Por sua vez, Paulo se esforça para manter alguns parentes e conhecidos fora do quarto, preservando um ambiente calmo para o bebê e sua mãe.

Para Lucas esta é uma atividade inédita. Ele poderá ter alguma dificuldade para pegar o mamilo na primeira vez. Uma mamada pode prolongar-se por vários minutos. Vânia escolhe a poltrona para acomodar-se por ser mais confortável e oferecer apoio para os braços e pernas.

— Ofereça a mama esquerda para ele, apóie a cabecinha e o tronco no seu braço e antebraço esquerdo — orienta a enfermeira. — Permita o contato do corpinho dele com o seu e coloque-o o mais vertical possível.

— Por que na vertical?

— Esta posição facilita a eliminação do ar que ele possa engolir durante a sucção do leite, Vânia. Você vai perceber que ele pára de sugar, larga o mamilo e arrota.

— Mas como eu vou saber se o leite é suficiente para alimentá-lo?

— Muitas mães se sentem inseguras pelo fato de não verem a quantidade do leite que sai da mama — explica Isabel. — E há sempre alguém para sugerir a complementação com a mamadeira. Mas só faça isso em caso de recomendação expressa do seu pediatra, e assim mesmo usando um copinho como esse.

— Pode deixar — responde Paulo, como se ela estivesse falando com ele.

— Ao sugar Lucas leva a língua na direção do céu da boca procurando espremer o mamilo, o que facilita a saída do leite. O esforço é semelhante ao de mascar um chiclete, entende? Já na mamadeira o leite sai quase que por gravidade.

— Entendi. Depois ele não vai querer mais sugar.

— Exatamente. Complementar é um passo para interromper a amamentação, Vânia. Se o Lucas estiver urinando e evacuando após cada mamada é porque está bem alimentado. Além disso, seu pediatra acompanhará o seu desenvolvimento medindo-o e pesando-o a cada mês.

— Estavam falando de mim? — pergunta o médico, entrando no quarto de Vânia.

— Boa tarde, dr. Pedro — cumprimenta Vânia.

— O senhor chegou em boa hora, doutor — observa Paulo. — A enfermeira Isabel estava nos orientando a respeito da primeira mamada do Lucas.

— É só seguir suas recomendações e logo as coisas engrenam. O Lucas está muito bem do ponto de vista pediátrico. Se amanhã a obstetra der alta hospitalar para vocês, poderão ir para casa se desejarem.

— Já conversamos sobre isso com a doutora e achamos melhor irmos na segunda-feira pela manhã — pondera Vânia. — Coincide com o término do prazo de internação autorizado pelo convênio.

— Além de contarmos com a assessoria da enfermagem, aproveitamos as mordomias oferecidas pela Casa de Saúde — completa Paulo.

— Muito bem pensado. Já dei meus parabéns ao casal?

— Ainda não, mas ainda é tempo — lembra Paulo.

— Meus parabéns!

— Obrigado, doutor.

— Bom, vou deixar com vocês um pequeno *guia dos pais* contendo as informações básicas e necessárias. Tenho certeza de que elas facilitarão esse início de convívio entre vocês três.

— Obrigada, dr. Pedro. Vou começar a ler hoje mesmo.

— Felicidades para os três. E não se esqueçam: estou disponível para qualquer ajuda. Senão, daqui a trinta dias nos vemos no meu consultório.

— Até lá, doutor.

Após despedir-se de Álvaro, Teresa e eu, que ainda papeávamos na varanda, Pedro acena para o casal e retira-se do quarto. Aproveito a deixa e me aproximo deles.

— Tio Sergio, achei o Dr. Pedro muito simpático.

— Eu também — concorda Vânia. — A dica que nos foi dada nos cursos para conversarmos com o pediatra antes do parto também foi excelente. Isto facilitou muita a nossa convivência.

— Que bom. Devo dizer que estou realmente muito feliz por vocês todos e especialmente gratificado por constatar como as informações adquiridas nos cursos contribuíram para o sucesso deste momento.

— Nós é que agradecemos a oportunidade de termos participado deles.

A emoção nos contagiou a todos e, antes que extravasasse, despedi-me do casal e retirei-me do quarto acompanhado por Álvaro e Teresa. Finalmente sós, Paulo vai até a cabeceira de Vânia e pega o guia dos pais.

— Meu amor, enquanto você amamenta o Lucas posso começar a ler?

— Deve. Mas não seja egoísta: leia em voz alta para que eu possa aprender também.

GUIA DOS PAIS

Introdução

Parabéns pela decisão de terem um filho. Nada mais gratificante na vida do que a maternidade e a paternidade. Filhos são a nossa perpetuação aqui na Terra. Carregam uma parte de nós. São a corporificação de uma relação de Amor entre um Homem e uma Mulher, seu maior e mais duradouro vínculo.

Durante a gravidez ficamos ansiosos para constatarmos como serão os nossos filhos e que características físicas ou comportamentais herdarão de nós. Quanta felicidade, quanta expectativa... Quantas dúvidas, quanta insegurança!

O objetivo principal deste guia é esclarecer suas dúvidas para que a chegada do novo membro da família torne-se um acontecimento agradável e feliz.

No mundo de hoje, a constituição das famílias, nucleares e pouco numerosas, não nos oferece a oportunidade, que tiveram nossos pais e avós, de ter muito contato ou convívio com recém-nascidos e bebês. Para desempenharmos tarefas simples e rotineiras como amamentar, dar banho, trocar fraldas e fazer curativo umbilical, temos que recorrer aos manuais, conselhos e, o que é pior, aos palpites daquelas que se autointitulam "enfermeiras". Aproveitando-se de nossa inexperiência e insegurança, criam dificuldades para nos vender facilidades. Assim, nos sentimos incapazes de assumir os cuidados com nosso recém-nascido e nos tornamos totalmente dependentes da sua "ajuda".

Quem melhor para cuidar da sua cria do que os próprios pais? A eles é dado o instinto paternal e maternal, ou seja, querer sempre o melhor para seu filho, amando-o, protegendo-o, provendo-o e orientando-o. Eventualmente podemos até errar por desinformação, pois isto é humano. O nosso "bom senso", entretanto, nos ajudará a evitar e corrigir nossos erros. Com instinto e bom senso, estaremos aptos a resolver 95% das situações que mais comumente se apresentam na relação entre pais e filhos. Quanto aos 5% restantes, poderemos recorrer ao nosso pediatra, cuja função é nos assessorar.

Provavelmente vocês já prepararam o quarto e o enxoval do bebê. Por favor, sejam sensatos! Ele cresce muito rápido e será mais prático e econômico ir comprando roupas de acordo com as necessidades.

Prefiram tecidos como algodão, cambraia, suedine, lã ou linho em cores suaves. Evitem excesso de ornamentos e rendas. Priorizem o conforto e a segurança do bebê sem desprezar as condições climáticas do lugar em que vivem.

Atualmente a existência de fraldas descartáveis, mais práticas e higiênicas, permite mantê-lo sempre seco e livre de assaduras. Serão necessárias oito a dez fraldas nas 24 horas, atingindo um total de aproximadamente 300 no mês. Mas lembre-se: seu peso e tamanho aumentam rapidamente. Portanto, nada de estoques volumosos.

O quarto desse tão esperado hóspede deve ser, se possível, exclusivo, bem arejado e iluminado pelo sol da manhã. O piso, firme e lavável. As paredes, claras e igualmente laváveis. Tudo simples, suave e de aparência repousante.

O obstetra, o pediatra e os pais

São vários os motivos que nos levam a escolher o médico que acompanhará a gravidez, o parto e o pós-parto: o nosso obstetra! Nele depositamos toda a nossa confiança e a ele recorremos para nos assegurarmos da saúde da mãe e do seu feto. A sua presença no momento do parto é motivo de segurança e tranqüilidade.

Entretanto, logo após o nascimento, é o pediatra que, ainda na sala de parto, prestará o primeiro atendimento ao nosso recém-nascido e, quem sabe, o acompanhará até a fase puberal.

Apesar disto, quase sempre só o conhecemos nesta oportunidade! Portanto, muitos serão os benefícios se marcamos uma entrevista com ele antes do parto.

Os jovens pais, em sua maioria, são tímidos para fazerem perguntas a respeito dos cuidados com seus bebês, que eles imaginam sejam muito simples ou pueris. Este é o momento adequado e o pediatra, a pessoa indicada para responder as suas perguntas.

Quanto tempo o recém-nascido ficará com a mãe antes de ir para o berçário? Ele irá para a incubadora? Quanto tempo após o parto ele deverá ser amamentado? É melhor que ele fique no quarto? Se as respostas a estas e outras perguntas forem obtidas previamente estaremos facilitando a conduta adotada pelo nosso pediatra, tranqüilizando-nos e evitando inúmeras fantasias, mal-entendidos e frustrações desnecessárias.

Alojamento conjunto

Passamos todo o período da gestação idealizando o nosso bebê, imaginando seus traços físicos e características de comportamento. Recorremos a tudo que ouvimos falar ou consultamos livros e revistas especializados. Outros recém-nascidos que encontramos nas "pracinhas" ou na casa de amigos e parentes nos servem de exemplo e padrão.

Por isso fica quase sempre difícil, por vezes impossível, reconhecermos naquela pessoazinha que acaba de vir ao mundo, aparentemente tão indefesa e dependente, particularidades que são apenas dela. Esquecemo-nos de que ali se encontra um ser vivo com desejos e necessidades próprios. Enfim, uma criatura única e especial, com individualidade própria, diferente de qualquer outra.

A aparência do recém-nascido é um pouco diferente dos bebês rosados e robustos que aparecem nos comerciais. Pesam entre 2,8 e 4 kg, e sua altura varia entre 41 e 54 cm. Sua pele é enrugada e avermelhada, recoberta por uma camada de gordura esbranquiçada — o vérnix caseoso.

A cabeça, bastante grande em relação ao corpo, tem a forma aproximada de um ovo e, na parte superior, mostra uma região mais mole — a moleira ou fontanela — que corresponde à abertura dos ossos do crânio ainda não totalmente solidificados. O tórax é estreito e o abdome saliente, porque seu aparelho digestivo se apresenta já bastante desenvolvido, de forma a garantir as exigências de um crescimento rápido. Os membros são curtos e muito magros em relação ao resto do corpo e as pernas parecem um tanto arqueadas.

Os pés são grandes e os calcanhares, mal definidos. As feições são características: nariz chato, contendo às vezes pequenos pontos amarelados como se fossem espinhas — chamadas de *milium* —, as narinas muito abertas, olhos pequenos e separados, lábios grossos. Alguns apresentam já bastante cabelo. Outros apenas uma leve pilosidade sedosa.

Muito breve, porém, começam as transformações: logo nas primeiras horas seu peso sofrerá um decréscimo de até dez por cento, pela eliminação das primeiras fezes — o mecônio —, de urina e água. Sua pele adquire um tom rosado e a maior parte do vérnix, que tem por principal função protegê-lo da perda de calor e dos germes do ambiente, se desprende.

Quanto mais cedo iniciamos este convívio com nosso filho, mais facilmente nos familiarizamos com seu ritmo de vida. No alojamento conjunto o berço do bebê, em vez de estar no berçário, fica junto da cama da mãe. Esta é estimulada pela enfermeira a cuidar do bebê logo que possa — segurando-o, alimentando-o ou dando-lhe banhos, fazendo o curativo umbilical, a troca de fraldas. É uma excelente oportunidade ir praticando essas tarefas enquanto recebe orientação de pessoas experientes que podem dar-lhe explicações ao mesmo tempo que ajudam. Aprender a observar as demonstrações de fome do bebê, seu sono, seu choro, suas evacuações, torna-se muito vantajoso para a mãe inexperiente.

É muito importante mantermos nossas mãos sempre limpas antes de manusearmos nosso bebê. É lá que os germes se acumulam em maior quantidade, principalmente embaixo das unhas (ao se lavar as mãos deve-se estender esta lavagem até os cotovelos). Para que permaneçam limpas, devemos escová-las com qualquer sabão anti-séptico pelo menos durante um minuto. Manter as unhas sempre aparadas facilita esta tarefa.

Caso estejamos resfriados, com tosse ou coriza, devemos utilizar máscaras cirúrgicas descartáveis, substituídas periodicamente.

Cuidados com o coto umbilical

Qual a mamãe que, pelo menos uma vez, não sentiu um calafrio de apreensão ao pensar na hora de banhar um corpinho tão frágil como o de um recém-nascido?

Durante todo o período de vida intra-uterina, o bebê recebe da placenta, através dos vasos sangüíneos que constituem o cordão umbilical, o oxigênio e o alimento de que precisa para o seu desenvolvimento.

Logo após o nascimento esse cordão é pinçado e cortado, restando um pequeno segmento de aproximadamente 3 a 5 cm junto ao corpinho do bebê — o coto umbilical.

O coto umbilical começa a secar a partir do nascimento, caindo dentro de uma semana a dez dias, aproximadamente. Quando cair, ficará a cicatriz umbilical ou umbigo. Portanto, até murchar e cair, sua extremidade livre é a mais vulnerável e, portanto, a que exige maiores atenções. Devemos mantê-la sempre afastada das fontes de contaminação, como urina e fezes. Fazemos isto apoiando o coto no abdome com esta extremidade voltada para a cabeça do recém-nascido, fixando-o nesta posição com a própria fralda.

Para evitar infecções e acelerar o processo de cicatrização, a maioria dos pediatras recomenda que a região seja mantida perfeitamente seca e em rigoroso estado de limpeza, procedendo-se à sua higiene diária por meio do chamado banho de "gato".

Não há necessidade de enfaixar seu bebê.

Limpa-se o coto segurando-o pelo grampo de segurança, passando o cotonete embebido com líquido anti-séptico (álcool a 70%) em toda a volta, da base até o grampo, retirando cuidadosamente qualquer serosidade. Observe a ponta da haste do cotonete: se estiver suja ou com secreção, repita a operação.

Troca das fraldas

A troca das fraldas e a limpeza da região serão realizadas sempre que o bebê evacuar e/ou urinar. Cerca de 90% dos recém-nascidos eliminam urina nas primeiras 48 horas e mecônio nas primeiras 24 horas após o nascimento.

É comum que a evacuação ocorra 10 a 15 minutos após a mamada, devido ao reflexo gastrocólico. Assim, retire o excesso de fezes com a parte limpa da fralda, complementando cuidadosamente a limpeza com algodão umedecido com água filtrada e morna. Em seguida, limpe toda a região com algodão e líquido anti-séptico, usando tantos chumaços quantos forem necessários. Não economize algodão. Evitar a contaminação da pele do seu bebê é o que importa. A secagem cuidadosa também é importante. Se as fezes estiverem ressecadas, utiliza-se primeiro óleo mineral ou sabão neutro líquido para amolecê-las.

Cuide também, com especial atenção, da limpeza dos órgãos genitais. Nas meninas, limpa-se a região genital da frente para trás, ou seja, da vulva (afastando-se os grandes lábios apenas) em direção ao ânus. Pode acontecer que as meninas apresentem uma pequena perda de sangue pela vagina, semelhante à menstruação. Isso se deve à ação de hormônios da mãe, mas que cessa com o tempo. Não precisa se preocupar.

A utilização dos lenços umedecidos com solução anti-séptica, embora práticos, só devem ser utilizados eventualmente, jamais como rotina.

Banho

A maioria dos pediatras costuma liberar o banho de imersão somente após a queda do coto umbilical. Antes disso, a higiene do recém-nascido é realizada por meio do banho de "gato". Nele, utilizamos algodão embebido em água filtrada, previamente fervida por cinco ou dez minutos e resfriada até uma temperatura que proporcione um contato confortável com a pele — 36 ou 37 graus. Coloque-a numa garrafa térmica grande para conservá-la nessa temperatura. Feche as portas e as janelas e lave bem suas mãos com água e sabonete.

Banho de "gato": neste tipo de banho, as diferentes partes do corpo da criança são limpas aos poucos, evitando-se deixá-la inteiramente despida. Os bebês novinhos não gostam muito de se sentirem despidos. Parece que se sentem inseguros e assustados pela súbita falta de contato de sua pele com algo quente e macio, tal como se sentiam quando estavam aconchegados no útero materno.

O banho seco completo deve ser dado diariamente, de preferência sempre na mesma hora do dia, em local protegido de correntes de ar, nas horas mais quentes do dia, ou seja, entre onze e quinze horas. Assim, o banho seco, além de confortá-lo, permite que se acostume com esses cuidados.

Esses dois cuidados são muito importantes e devem ser observados com rigor porque os centros nervosos que permitem ao organismo do bebê manter uma temperatura interna constante ainda não estão devidamente amadurecidos. Ou seja, ele se resfria com grande facilidade. Em dias mais frios é até recomendável que se aqueça previamente, por uns dez minutos, o ambiente onde será dado o banho.

Em primeiro lugar, arrume tudo que será utilizado durante o banho para que, uma vez iniciada a tarefa, não haja interrupção. Não tenha pressa! Seus movimentos devem ser calmos, suaves e seguros, de modo a transmitir essa mesma tranqüilidade à criança.

Verifique se suas roupas estão limpas e retire todas as jóias e ornamentos que por acaso esteja usando. Mantenha as unhas bem aparadas. Todas as precauções devem ser tomadas para evitar acidentes e ferimentos.

Depois de preparado o local do banho e, sem despi-lo, comece a limpeza pela cabeça. Proceda da seguinte forma:

- Umedeça um chumaço de algodão na água morna e passe-o suavemente sobre os olhinhos, em sentido horizontal, da lateral para o centro do rosto em direção ao narizinho. Limpe um olho de cada vez, desprezando o algodão a cada operação.
- Com algodão levemente umedecido e torcido em uma das pontas, limpe cuidadosamente cada narina.
- Verifique as orelhinhas: se houver crostinhas, retire-as com óleo. Umedeça outro chumaço de algodão, torça uma de sua pontas e proceda à limpeza do pavilhão auricular e de seu conduto.
- Umedeça um novo chumaço e limpe agora toda a cabeça, retirando previamente com óleo eventuais crostinhas que tenham se formado.

- Termine a limpeza de todo o rostinho e enxugue-o fazendo leve pressão com a fralda sobre toda a superfície da pele, sem esfregar.

Muitas mães têm medo de tocar a moleira do bebê, mas, na verdade, essa região acha-se recoberta por uma membrana bem resistente, havendo pouco perigo de ferimento pelo simples toque.

Limpeza do corpinho

Terminada a cabeça, passe para a limpeza do corpinho. Retire a roupa do bebê e, com um chumaço de algodão embebido em água morna (previamente filtrada e fervida), limpe-o em direção aos pés, sempre do meio para fora. Vire o bebê e repita a operação na região posterior. Verifique com atenção todas as dobrinhas da pele e não esqueça de ir trocando de algodão. Para terminar, seque-o cuidadosamente, dando especial atenção às dobrinhas e à região entre os dedos. Ainda falta a manicure! Se as unhas do bebê estiverem crescidas, corte-as com cuidado, de preferência quando estiver dormindo para não se machucar.

Para o banho de imersão, utilizamos uma banheira pequena e exclusiva, água filtrada e previamente fervida e sabonete neutro. Esta água pode ser preparada com antecedência e armazenada em recipiente fechado. No momento do banho, ela deve ser colocada na banheira em quantidade suficiente para alcançar três dedos de profundidade. A seguir adicione água fervendo até que a temperatura alcance os 37 graus desejados. Este controle pode ser feito com termômetro próprio ou utilizando os punhos (onde a pele é mais sensível).

O banho deve ser planejado de forma que ocorra antes de uma mamada e, sempre que possível, na parte da manhã. O local apropriado é aquele sem correntezas de ar e com uma temperatura próxima à da água do banho. Oferecemos a seguir uma seqüência de procedimentos que, se memorizados, facilitam sua execução. Observe:

- Lavamos e escovamos as mãos (principalmente embaixo das unhas).
- Colocamos a roupa e os materiais necessários próximos da banheira.
- Evitamos começar o banho sem antes conferir o item anterior.
- Retiramos a roupinha do bebê.
- Envolvemo-lo numa toalha até o início do banho.
- Verificamos a temperatura da água.
- Procedemos como no banho de "gato", limpando o rosto e orifícios com algodão umedecido.
- Segurando o bebê embaixo do braço na altura da cintura, apoiando sua cabeça numa das mãos, lavamos seu cabelo com sabonete na borda da banheira.
- Enxugamos bem seu rosto e cabelo.
- Retiramos a toalha.
- Apoiamos sua cabecinha no nosso antebraço, envolvendo seu bracinho com o polegar e o indicador, tocando-se nas pontas.
- Seguramos a bacia do bebê passando nossa mão direita por entre as perninhas, apoiando o seu "bumbum".
- Colocamos o bebê lentamente em contato com a água apoiando-o no fundo da banheira, liberando nossa mão direita.
- O roteiro da lavagem começa pelo tórax, dirigindo-se para os pés, sempre do meio para fora.

- Ensaboamos o tronco, braços, mãos e dedos, pernas e pés.
- Enxaguamos com água.
- Lavamos a região genital sempre da frente para trás.
- Enxaguamos com água.
- Mantendo a cabecinha apoiada no nosso antebraço esquerdo, soltamos seu bracinho esquerdo e o viramos cautelosamente na nossa direção com a mão direita até que ele fique totalmente de costas.
- Seguramos seu braço direito repetindo a operação do item "Apoiando".
- Ensaboamos e enxaguamos suas costas.
- Retiramos o bebê da banheira e o colocamos, ainda de bruços, sobre uma toalha-fralda por cima de uma toalha felpuda.
- Enxugamos seu dorso, membros superiores e inferiores pressionando suavemente a toalha sobre a delicada pele do bebê.
- Vamos repetir as manobras do item "Mantendo" até que ele fique de barriguinha para cima.
- Enxugamos a parte frontal começando pela cabeça e terminando nos dedos dos pés.
- Colocamos a fralda, a camisinha de pagão e, dependendo do clima, as demais roupinhas.

Recomendações importantes

1. Quando se enxaguar a cabecinha deve-se evitar que a água escorra pela face. Ele pode se assustar e até mesmo chorar.
2. Evitemos loções ou colônias aromatizantes por mais suaves que nos pareçam. Seus odores poderão deixar nosso bebê bastante irritado e são totalmente dispensáveis.

3. Outro produto desnecessário é o talco. O pó que permanece no ar após seu uso é extremamente alérgeno (desencadeador de alergias respiratórias).
4. Para o recém-nascido, o momento do banho tem tudo para ser agradável. Afinal, ele passou 40 semanas dentro da água. Façamos com que seja prazeroso para nós também. A leitura prévia da seqüência sugerida acima certamente contribuirá para isso. Se for necessário, podemos memorizá-la treinando em um boneco.

— Que guia interessante — comenta Teresa, que também ouvia a leitura com toda a atenção ao lado de seu marido. — Está tudo aí, tintim por tintim.

— Ideal para marinheiros de primeira viagem — observa Álvaro.

— Nem tanto. Com tudo que aprendi até agora, já posso ser considerado quase um especialista.

— Isso é o que nós vamos ver — provoca Teresa.

— Está duvidando, minha sogra?

— De jeito algum. Confio no seu talento paterno.

— Com este guia aqui, vamos poder relembrar várias informações recebidas nos cursos. Aí, ninguém me segura, não é, filhão?

O mais novo pai da praça tira os olhos do texto para observar seu bebê com carinho.

— E o Lucas? — pergunta o avô. — Ainda mamando?

— Parece satisfeito — avalia Teresa.

— E como — diz a mãe. — Já está quase dormindo, olha só...

— Quase, quase — diz Paulo, derretido só de olhar para o filho.

— Vou colocá-lo no berço.

Vânia se levanta e, cuidadosamente, coloca o bebê no bercinho.

— E a minha platéia? Quer que eu continue lendo ou prefere descansar um pouco?

— Queremos, claro — incentiva Vânia. — Mas espera só um pouquinho, amor. Deixa ver se ele dorme.

— Bom, agora que o Lucas já mamou, e certo de que vocês estão muito bem orientados, podemos ir embora mais tranqüilos, não é, bem?

— Ah, é, com um guia dos pais como esse, quem precisa de avós? — diz Álvaro, brincando.

— O pai — responde Paulo, abrindo os braços. — Vocês não viram? Minha mulher só tem olhos para esse bebê!

— Até parece que você consegue dar atenção para alguém que não seja o Lucas... — observa Teresa. — Mais tarde eu ligo para saber como vão todos. — Hoje é sábado e seu pai quer almoçar no clube.

— O bebê já está alimentado, mas eu continuo com fome... — afirma Álvaro.

A alegria é contagiante. Pudera: primeiro filho, primeiro neto. Depois que os avós deixam o quarto, Paulo volta ao texto.

— Querida, adivinha qual é o assunto do próximo capítulo?

Amamentação

A glândula mamária começa a se preparar para esta função importantíssima ainda durante a gravidez. Ao acumular colostro no seu interior, ela aumenta de volume e peso.

A princípio, toda mulher terá capacidade de alimentar seu filho. Não há relação entre o tamanho da mama e a possibilidade de fazê-lo.

Ainda dentro do útero, o feto desenvolve dois reflexos fundamentais para sua sobrevivência fora dele; a sucção e a deglutição. Sabemos que ele faz isso chupando o dedo e engolindo pequenas quantidades de líquido amniótico. Ele é o responsável pela formação do mecônio, de consistência mole e cor esverdeada. Sua eliminação se dá ao longo das primeiras evacuações.

A presença destes reflexos, mais a capacidade de respirar, determina o grau de maturidade fetal.

A amamentação é um processo que envolve três aspectos fundamentais:

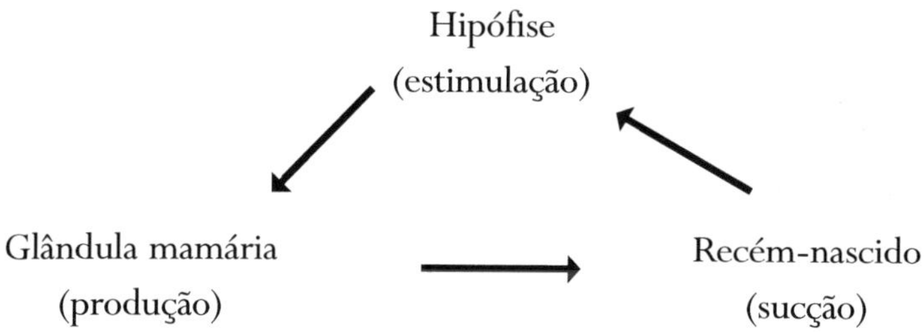

Recém-nascido (sucção)

Quando colocamos o recém-nascido para sugar, estamos dando início a este maravilhoso processo da natureza. O ato da sucção estimula a hipófise (glândula que se situa próxima, ao cérebro e com ele se comunica), fazendo com que ela produza e lance na corrente sangüínea dois hormônios. Ambos atuam na glândula mamária: um determinando a produção do leite no interior de pequenas vesículas onde fica armazenado, o outro contraindo estas vesículas e impulsionando o leite através de condutos até o mamilo.

Para facilitar a compreensão, podemos comparar esquematicamente a glândula mamária com um cacho de uvas, em que as vesículas são as uvas e os dutos, os caules — todos se dirigindo para a raiz (mamilo). Assim, percebemos que quanto mais o bebê suga, mais a hipófise é estimulada e, portanto, maior é a produção e saída do leite.

A preparação do mamilo durante a gestação constitui em fator importante para a qualidade da sucção. A sua exposição ao sol por alguns minutos, diariamente, ajuda sobremaneira. Na impossibilidade de fazê-lo, uma alternativa é esfregarmos uma toalha felpuda sobre a região sempre após o banho, por exemplo.

Por vezes o bico do mamilo não se apresenta saliente. Ele é plano ou até mesmo invertido. Podemos obter sua exteriorização através de massageamento diário com a ponta dos dedos, puxando-o para fora. A utilização de um dedal entre o mamilo e o sutiã também dá excelentes resultados, funcionando como molde.

Quando colocamos o recém-nascido em contato com o mamilo para sugar, ele deve abocanhá-lo por completo, incluindo a auréola e não apenas o bico. Com o dedo afastamos a mama de seu nariz para que ele possa respirar livremente.

Se não introduzirmos corretamente o mamilo, o movimento que o bebê faz com a gengiva durante a sucção acaba por ferir a pele ao redor do bico, favorecendo o aparecimento de rachaduras. Daí para a interrupção da amamentação é um pulo.

Outro inconveniente é a entrada de ar pelo canto dos lábios com o esforço da sucção, contribuindo para o acúmulo de gases e o aparecimento de cólicas intestinais.

Hipófise (estimulação)

Simplificando, poderíamos dizer que a hipófise atua como intermediária entre o recém-nascido e a glândula mamária. Sua atuação limita-se a transformar estímulo mecânico (sucção) em estímulo hormonal (produção de leite pelas vesículas). Entretanto, como já vimos, seu funcionamento sofre interferência do cérebro.

Quando há disponibilidade da nossa parte, ou seja, quando acreditamos, sinceramente, que amamentar nosso recém-nascido será de grande valia, mesmo que nos exija alguma renúncia, isto é um ato de amor. A influência sobre a hipófise é positiva, incrementando o produção do leite.

Quantas mulheres passam a gravidez inteira afirmando:
"Minha mama é muito pequena, acho que não vou ter leite."
"Tenho receio que meu peito fique caído se eu amamentar."
"Tenho o pressentimento de que meu leite é ralo etc."

Na maioria das vezes, o que elas estão querendo dizer é:

"Acho que amamentar meu filho será um grande sacrifício para o qual não sei se estou preparada."

Assim, a hipófise acaba sendo inibida na sua função de estimular a produção do leite. Por isso dizemos: "É preferível uma mamadeira bem dada do que um seio mal dado", concordam?

Cada mamada pode demorar vários minutos. Nada pior do que uma posição incômoda. A cadeira ou a poltrona escolhida deve ser confortável, com apoio para os braços. Um travesseiro colocado sobre o colo eleva e aproxima o bebê do mamilo. Ele deve ser posicionado o mais vertical possível.

O ambiente calmo e reservado permite maior descontração física e serenidade para mãe e filho. Evita o constrangimento de expor os seios na presença de terceiros, os conselhos e os palpites. Manter o berço próximo facilita o trabalho da mãe, já que o recém-nascido, depois de saciado, acaba dormindo.

Glândula mamária (produção)

Não existe no corpo humano órgão sem função. Se a natureza concebeu a glândula mamária é porque alguma finalidade ela deve ter. E tem!

É nela que, durante a gravidez, é produzido o colostro, pobre em gordura, mas rico em proteínas. Comparado com o leite, que é branco e espesso, apresenta uma cor amarelada e consistência mais liquefeita. Possui grande quantidade de anticorpos que darão ao recém-nascido sua primeira proteção imunológica, até que ele inicie a sua própria produção.

À medida que o bebê suga e o colostro é consumido, ao ser reposto sua quantidade de gordura vai lentamente aumentando, até tornar-se leite e adquirir a cor e a consistência conhecidas. Esse fato permite que a mucosa intestinal do recém-nascido se adapte à presença de uma maior quantidade de gordura, dando tempo ao fígado e ao pâncreas de produzirem enzimas que facilitam sua absorção. Evitamos, em parte, as cólicas intestinais e diarréias.

Quase 80% da composição do leite é água. Prevendo esta necessidade, ela foi sendo armazenada pelo organismo ao longo da gravidez, sendo retida no sangue, nos tecidos e nas células. Como a água pesa, isto representa 5% do peso inicial (aproximadamente 3 kg) acrescentados ao aumento ponderal da gestante. Assim, amamentar é a melhor maneira de eliminá-la, levando as mães a perderem peso rapidamente após o parto.

Alimentação

O leite humano atende perfeitamente a todas as necessidades nutricionais do bebê até o sexto mês de vida. Ele é o alimento ideal, pois contém açúcar, proteínas e gorduras na forma e quantidade próprias ao desenvolvimento do bebê.

Entretanto, há casos especiais como, por exemplo, mães que precisam retornar ao trabalho. O pediatra, lá pelo quarto mês, começa a introdução de outros alimentos iniciando a substituição de uma das mamadas pela papinha (de frutas). A seguir, introduz-se o alimento salgado (carnes, legumes e verduras). Isto permite a quem trabalha fora se ausentar sem prejuízo da alimentação do seu filho e... sem culpa também! Existe ainda a possibilidade de usar a bombinha para retirar o leite da mama e armazená-lo na geladeira por algumas horas.

Em muitos casos, infelizmente, uma série de situações levam as mães a interromperem a amamentação precocemente. Algumas acreditam que o seu leite é "ralo". Ora, já sabemos que o leite humano, por ser menos gorduroso, tem consistência diferente da do leite de vaca. Nem por isso ele é menos nutritivo.

Outras ficam inseguras quanto à quantidade ingerida pelo bebê. Por isso, acabam optando pela mamadeira, que é bem mais fácil de controlar. Fazendo isto, diminuem a quantidade de vezes que o bebê suga e, conseqüentemente, a própria produção do leite.

A existência do reflexo gastrocólico faz com que minutos após a mamada ocorra uma evacuação. Muitas acreditam — e tem sempre alguém para reforçar — que o leite não está fazendo bem ao seu filho. "Tudo o que entra sai", dizem elas!

Amamentar exige disponibilidade não apenas afetiva, mas de tempo, principalmente até que o recém-nascido estabeleça um intervalo definido entre as mamadas. Quando isto ocorre, fica mais fácil administrarmos nosso dia-a-dia.

— Isso não é um guia, mas um manual! — comenta Paulo, empolgadíssimo com a leitura. — Um autêntico guia de sobrevivência para pais e filhos!

— Vai ficar na minha cabeceira para ser consultado a qualquer momento. Nunca se sabe quando se vai precisar dele.

— Você percebeu? Nosso filho é tão especial que veio até com manual!

Vânia abre um largo sorriso em direção ao marido.

— Já te disse que você é uma graça?

— Não custa dizer de novo. Nós homens somos muito inseguros. Precisamos ouvir elogios.

— Principalmente os leoninos, não é, meu amor? Que adoram se sentir especiais.

— E fazem questão de serem tratados assim!

— Vem cá me dar um beijo...

— Baixinho para não acordar o menino...

Eles trocam alguns beijos, sempre de olho no Lucas, que dorme suave como se estivesse deitado em nuvens.

— Quer que eu leia agora para você descansar um pouco a voz?

— Por mim, não. Eu gosto de ler em voz alta. A não ser que você queira ler para mim. Também vou gostar de ouvir.

— Pensando bem, melhor deixar para depois.

— Por quê? Está cansada?

— Não. Acho que temos visitas.

— Ah, é? Quem será?

Pisando devagar para não acordar o bebê, Paulo abre a porta.

— Marcinha, que surpresa!

— Trouxe minha filhinha para conhecer o Lucas!

CAPÍTULO SETE

A volta para casa

O DOMINGO TRANSCORREU SEM PERCALÇOS. Lucas demonstra ser um bebê tranqüilo que se adapta rapidamente ao seio da mãe. Como a maioria dos recém-nascidos ele praticamente mama e em seguida dorme. Ainda não ficou claro o intervalo que pretende estabelecer entre as mamadas, o que pode levar algum tempo para acontecer.

Com a assessoria da enfermagem, Vânia e Paulo deram o primeiro banho de "gato", fato que ocupou o centro das conversas com os parentes e amigos que os visitaram. A estratégia adotada por Paulo parece ter funcionado. Não houve tumulto no quarto, com as pessoas se revezando ao longo do dia.

— Olá, meninos, como vão?

— Muito bem, doutora.

O sorriso do casal confirma a sua resposta.

— Estou vendo. Acabei de ler o relatório de enfermagem e parece que tudo está transcorrendo às mil maravilhas. Verdade?

— Pode acreditar, doutora — antecipa-se Paulo. — O garoto pegou direitinho o seio da mãe e mama como um esfomeado.

— Já demos até o banho de gato nele.

— Bem, sendo assim, confirmarei a alta hospitalar para amanhã, segunda-feira, bem cedo. Está bem para vocês?

— Ótimo — confirma Vânia.

— Lembrem-se de que a diária termina às nove horas.

— Não vamos esquecer — garante Paulo.

— Vou deixar por escrito algumas recomendações básicas. Qualquer novidade estarei no consultório à disposição de vocês. Entendido?

— Se a senhora precisar de mim para qualquer parto, é só me telefonar.

— Vou contar com isso — diz a doutora, estimulando a brincadeira de Paulo.

— Obrigada por tudo, doutora — despede-se Vânia com um beijo.

No final da tarde do domingo, eu e minha mulher Cláudia passamos para vê-los. Pude constatar, mais uma vez, como a chegada de um ser tão pequeno e especial transforma a vida de um casal, enriquecendo seu cotidiano, ampliando seus planos para o futuro, além de mobilizar família e amigos. Estavam cansados, porém eufóricos e gratificados.

— Achei que não nos veríamos mais aqui na maternidade. Estamos saindo amanhã pela manhã.

— Já soube. Parabéns, querida.

— Cadê o papai? — pergunta Cláudia, procurando Paulo.

— Foi até a secretaria ver se está tudo certo para a alta hospitalar. Deve estar chegando.

— E o Lucas? Já está mamando?

— Acabou de mamar.

— E terminou dormindo, como sempre.

— Essa é a vida que muita gente pediu a Deus — conclui Paulo, entrando no quarto. — Comer e dormir.

— Para mim não serve — garante Cláudia. — Ia ficar faltando alguma coisa.

Depois dos sorrisos e cumprimentos de praxe, sentamos todos juntos para conversar um pouco.

— E como foi a amamentação? Tranqüila?

— Esse menino já nasceu sabendo, tio Sergio. Soube direitinho encontrar o caminho da fonte.

Não há como não rir diante dos comentários espirituosos de Paulo.

— Naturalmente a ajuda da enfermagem foi fundamental. Veja o tamanho deles — diz Paulo apontando para os seios de Vânia.

— É sinal que a hipófise já está estimulando a reposição do leite. Como o povo costuma dizer: "O leite desceu."

— E como! — comenta Paulo. — Tem para dar e vender.

— Vender, nem pensar, mas doar, por que não? — sugiro.

— E como isso acontece, tio Sergio?

— Existem bancos de leite que aceitam o excesso produzido por algumas mães. O leite é retirado com o auxílio de uma bomba, depois armazenado e repassado para aqueles bebês cujas mães não foram tão afortunadas assim.

— Bem, sendo assim, serei obrigado a desistir do negócio...

Com a chegada de novas visitas nos despedimos dos nossos sobrinhos. Ficamos de visitá-los em casa, com mais calma.

Vânia e Paulo capricharam na decoração do quartinho do Lucas. Tudo bem simples, mas de muito bom gosto.

A expectativa é grande pela chegada dos três. Martinha se esmerou na limpeza e na arrumação da casa para recebê-los em grande estilo.

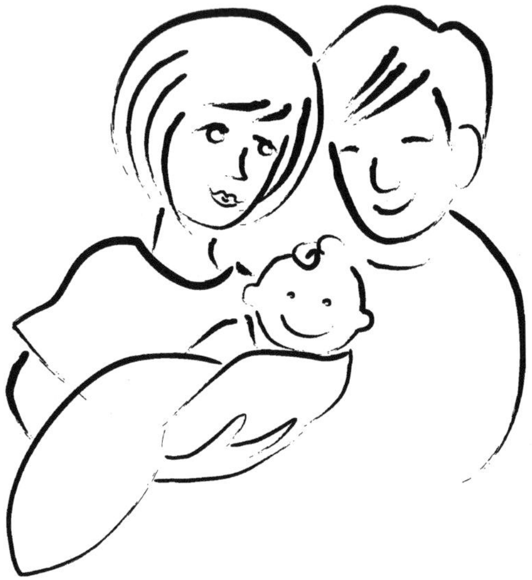

— Sejam bem-vindos — festeja a empregada, abrindo a porta do apartamento.

Encaminhando-se para o quarto do bebê, Vânia comenta:

— Nossa! Que sensação diferente voltar para casa com um filho no colo.

— Eu, hein, dona Vânia! Diferente por quê?

— Não sei, Martinha...Uma espécie de vazio ou talvez uma certa insegurança. Afinal, lá na maternidade, além de toda a mordomia, eu tinha a assessoria da enfermagem. Aqui vou ter que me virar sozinha.

— Assessoria não sei o que é, mas mordomia, pode deixar comigo.

Simbolicamente a perda da barriga representa o início de uma convivência marcada pelo desejo de atender às necessidades do seu bebê. Muitas mães acham que não saberão como fazê-lo. Solicitam a ajuda de alguém que consideram mais experiente ou até mesmo delegam a terceiros esta tarefa.

É famosa a cena em que a mãe chora junto com seu bebê por sentir-se insegura e confusa. Uma cena por vezes inadequadamente rotulada de depressão puerperal. Vânia e Paulo, pelos conhecimentos que adquiriram nos cursos, sabem da importância de permanecerem à frente das decisões que envolvem o desenvolvimento motor e afetivo-emocional do Lucas.

Já devidamente acomodados, Vânia e Paulo conversam na sala enquanto Lucas dorme em seu berço e Martinha capricha no almoço.

— Posso te pedir um favor? — Vânia pergunta a Paulo, deitando-se um pouco no sofá.

— Só um?

— Lê um pouquinho mais do guia para mim?

— É pra já!

A adaptação do recém-nascido

Após deixar o útero materno, onde permaneceu por quase 280 dias, o recém-nascido experimenta mudanças importantes no seu modo de vida. Já que elas são inevitáveis, porque fazem parte do nosso processo evolutivo, cabe a nós, pais, torná-las mais suaves e agradáveis. Fazemos isto procurando recriar condições de vida semelhantes à que ele tinha dentro do útero durante a gestação. Para tanto, precisamos conhecer algumas destas características. É a existência da bolsa amniótica que permite o acúmulo de líquido dentro da cavidade uterina, já que esta se comunica com o meio externo através do canal vaginal.

Para que o líquido não saia, a bolsa precisa criar um ambiente hermeticamente fechado, como uma bolha, criando um espaço isolado do meio externo praticamente sem germes. Este fato explica por que o recém-nascido não dispõe de defesa imunológica ativa (anticorpos). Mesmo após entrar em contato com o meio ambiente, demora algum tempo para que ele comece a produzi-los. Até lá, para que ele não fique totalmente desprotegido, sua proteção se dá por meio dos anticorpos existentes no colostro e leite maternos (imunidade passiva).

Isto justifica a água do banho filtrada e fervida e todos os cuidados de higiene que envolve quem tem contato com o bebê (mãos), as roupinhas e utensílios. Com o passar do tempo, eles vão sendo abrandados, dando tempo e oportunidade para que o recém-nascido estimule sua própria defesa.

A temperatura dentro do útero é a do corpo humano, isto é, 37 graus centígrados. O líquido amniótico mantém seu valor estável, evitando variações. Sendo assim, o mecanismo que faz com que a nossa temperatura se mantenha uniforme apesar das variações ambientais, denominado termo regulador, está desativado no recém-nascido.

Cabe a nós evitar que ele seja submetido a variações bruscas e intensas da temperatura ambiente até que o seu termo regulador esteja ativado. Isso acontece quando a sua transpiração é percebida nas dobrinhas do pescoço, do braço e perninhas, por exemplo. Com frio, suas extremidades ficam arroxeadas e gélidas.

Embora apresente dois reflexos importantes durante seu desenvolvimento no interior do útero, como chupar o dedo (sugar) e engolir líquido amniótico (deglutir), ao chegar no meio externo o recém-nascido precisará pedir para mamar quando quiser ser alimentado. Ele fará isto passando do sono tranqüilo para a inquietação, resmungando e choramingando. Se não for atendido, acaba chorando.

Esta é uma necessidade inédita para ele. Com o passar do tempo, já acostumado a ela, consegue definir a quantidade e o intervalo entre as mamadas.

Seu relacionamento com o meio externo

A maneira pela qual qualquer ser humano se relaciona com o meio ambiente é através dos sentidos. Analisaremos as características de cada um deles dentro e fora do útero. Isto nos permitirá entender melhor as necessidades e possibilidades do recém-nascido, sem interferir no seu desenvolvimento psicomotor.

Tato — Apesar de flutuar dentro do útero, o feto percebe que está no interior de um compartimento, pois, ao movimentar-se, ele toca com o dorso, os braços e as pernas na parede da cavidade uterina.

Esta sensação tátil reproduz-se quando pegamos nosso recém-nascido no colo. Sem que percebamos, o limite que oferecemos com nossos braços e a temperatura do nosso corpo recriam aquelas características reconfortantes e agradáveis que, por serem familiares, lhe dão segurança e tranqüilidade.

Audição — Dentro da água o som se propaga com maior facilidade e rapidez do que fora dela. Existem próximo ao útero várias fontes de estímulo auditivo para o feto. Uma das mais significativas é o som dos batimentos cardíacos materno. Sendo ele ritmado, lento e grave, funciona como estímulo ao sono. Este estado hipnótico é interrompido por acelerações abruptas da freqüência cardíaca, como nas situações de estresse. Isso também ocorre quando falamos. A vibração da caixa torácica se propaga pelo líquido amniótico, chegando até o feto que, ao captá-la, identifica e registra o ritmo da fala, que é próprio de cada um.

Sempre que conversamos com nosso bebê durante a amamentação, o banho, a troca de fraldas etc., ele reconhece o mesmo ritmo de fala com o qual convivia no interior do útero e se sente bem mais seguro e tranqüilo.

Olfato — Embora dentro do útero o feto tenha capacidade de sentir cheiros ou aromas, não há como percebê-los já que, para tanto, seria necessário que o ar entrasse pelo nariz e estimulasse suas células especializadas (olfativas).

Exatamente por isso, ao chegar no meio externo sua capacidade de senti-los está exacerbada. Odores e aromas considerados por nós tênues ou agradáveis causam grande desconforto e irritação ao recém-nascido ainda não acostumado a eles. Perfumes, colônias e produtos com essências muito ativas devem ser evitados, inclusive nas pessoas que convivam próximas a ele.

Paladar — Há uma tendência muito comum entre os pais de subestimar a capacidade do recém-nascido de sentir o gosto dos alimentos. Imagina-se que seja suficiente para ele reconhecer o sabor do leite, seu único alimento nos primeiros meses.

Sabemos que ele já é capaz de identificar, reagir e expressar sua preferência ou repulsa por alimentos salgados, doces, ácidos, amargos etc. É muito importante que, antes de introduzirmos outro alimento em sua dieta, ele seja devidamente provado. É sempre bom conferir o gosto dos alimentos oferecidos aos bebês. Muitas mães, ansiosas por verem seus filhos bem alimentados, misturam diferentes legumes e verduras com carnes diversas, o que resulta em sabores nem sempre palatáveis.

Visão — Dentro da cavidade uterina, o feto não recebe nenhum estímulo visual. É como se ele vivesse dentro de uma câmara escura.

Ao final do parto, ao ser recebido no meio externo com luzes intensas sobre ele, a dor na retina (semelhante a que experimentamos ao sair de um túnel durante o dia) obrigava-o a manter os olhos fechados para se proteger. Daí supor-se que os recém-nascidos nasciam sem poder enxergar. O que não é absolutamente verdade.

Se deixarmos o ambiente na penumbra, podemos constatar que ele não só abre imediatamente os olhos como já é capaz de enxergar. Apenas seu campo visual é limitado e a distância em que sua visão é mais nítida é ao redor de 30 cm — exatamente a distância que vai do seio à face da mãe. Ao amamentá-lo percebemos seu olhar fixo fitando o rosto de sua mãe. Se passarmos um objeto na sua frente, ele não acompanhará sua trajetória, devido ao seu campo visual limitado. Ele só consegue vê-lo quando passa na sua frente. Os móbiles e penduricalhos devem ficar para mais tarde.

É muito importante que o recém-nascido seja informado de quando é dia ou noite para que possa acostumar-se a identificá-los. Se escurecermos totalmente o quarto durante o dia, como saber quando é noite? Ele não deixará de dormir se clarearmos o quarto.

Choro — Até que ele possa se expressar verbalmente, a única forma do recém-nascido se comunicar conosco é através do choro. No entanto, antes de concluirmos de que a causa dessas lágrimas é fome, devemos nos lembrar de que ele também vai chorar para manifestar seu desconforto ou insatisfação. Assim, antes de colocá-lo no seio — já que, se o fizermos, ele o sugará (reflexo), dando-nos a falsa impressão de estar com fome — devemos excluir as causas mais comuns de desconfortos.

Primeiramente verificamos se a fralda está molhada de urina ou suja de fezes. Caso esteja limpa e seca, devemos descartar a possibilidade de que ele esteja com frio ou calor. Avaliamos a temperatura ambiente — sempre evitando as correntezas de ar — lembrando que a ideal para ele é a de 37 graus centígrados.

No verão, temperaturas como essa são freqüentes, sendo desnecessário agasalhos — a menos que pretendamos ligar o ar refrigerado. Feito isto, observamos as dobrinhas para vermos se há transpiração ou examinamos as extremidades para detectar se estão arroxeadas.

Se não encontrarmos nenhum destes sinais, passamos a considerar a cólica intestinal como a causa do choro. Para nos certificarmos de sua existência, basta observarmos se nosso recém-nascido mantém as perninhas dobradas e encolhidas sobre o abdome em sinal de defesa. Se, ao esticá-las, a intensidade do choro aumentar, encontramos a causa do desconforto.

Caso isso não ocorra, devemos agora afastar a possibilidade de dor de ouvido. Pressionamos suave e alternadamente o lóbulo de cada orelha de encontro ao canal auditivo, tampando-o. Havendo incremento do choro, possivelmente é esta a causa. Caso contrário, antes de concluirmos pela fome, resta-nos pegá-lo em nossos braços. Quem sabe ele não está pedindo apenas que se recrie as condições ambientais semelhantes as que usufruía dentro do útero?

A sensação de limite (oferecida quando o abraçamos), a temperatura ideal (a do nosso corpo), o som dos batimentos cardíacos (a cabecinha colocada sobre o nosso coração), e eis que subitamente o choro termina e aí, surpreendentemente, ele se acalma!

"Não faça isto, ele vai ficar manhoso...", alguém dirá categoricamente e muitos concordarão.

Ah, os palpites!...

Desenvolvimento psicomotor

A sustentação da cabeça — A posição mais comum do feto dentro do útero é a de cabeça para baixo. Flutuando, sua cabeça é mais pesada do que seu corpinho. Por esta razão, ao chegar no meio externo, a musculatura do pescoço do recém-nascido ainda não tem força suficiente para sustentar o peso de sua cabeça.

Enquanto isto não ocorre, devemos ajudá-lo, oferecendo-lhe um apoio. A melhor maneira de estimular esta musculatura é deitá-lo de barriga para baixo (decúbito ventral) ou segurá-lo nos braços nesta posição. Nada mais sedentário e monótono do que permanecer deitado olhando para o teto. Entretanto, para dormir, a posição ideal é o decúbito lateral (de lado).

Quando transportamos nosso bebê de automóvel, devemos montar a cadeira invertida, ou seja, com as costas voltadas para a frente. Isso evita que, ao frearmos, ocorra movimentos bruscos da cabeça, o que, além de assustá-lo, pode causar-lhe grande desconforto. Hoje, felizmente, já dispomos de cadeiras com cintos de segurança para o bebê.

Sentado com apoio — Superada essa etapa inicial, eis o nosso recém-nascido apto a uma nova conquista, ou seja, permanecer sentado desde que lhe seja oferecido algum apoio. Esta posição permite que ele participe de forma mais intensa e independente do ambiente que o cerca. Ao ser colocado no bebê-conforto ou no carrinho, agita-se na tentativa de levantar-se, o que faz com que ele exercite a musculatura do tronco, preparando-a para sustentá-lo.

Sentado sem apoio — Ao permanecer sentado sem a necessidade de apoio, a etapa seguinte é o desejo de deslocar-se. Ele fará isto partindo da posição sentada, jogando seu tronco para a frente e engatinhando.

Engatinhando — Este talvez seja um dos momentos mais marcantes no desenvolvimento psicomotor do bebê e na sua relação com seus pais. Até então, permanecendo sempre onde colocado, isso facilitava a sua observação.

A partir do momento em que ele começa a deslocar-se engatinhando, esta tarefa torna-se bem mais complexa, exigindo maior disponibilidade e presença dos pais para acompanhá-lo — a menos que possamos contar com alguma colaboração.

A capacidade de engatinhar demonstra uma boa coordenação motora. Sendo esta uma atividade primordialmente cerebelar, não devemos cerceá-la. Muitos pais acreditam que, incentivando seus bebês a andar, ao invés de engatinhar, estarão apressando seu desenvolvimento. Muito pelo contrário. Hoje em dia, por exemplo, relacionam-se as dislalias (gagueiras) com a falta desta importante etapa.

Sua liberdade para locomover-se desperta no bebê uma curiosidade impressionante. Lembremo-nos de que tudo é novidade para ele e que objetos podem representar um perigo em potencial.

Caminhando com apoio — O enrijecimento da musculatura das perninhas, resultado do esforço para engatinhar, permite ao recém-nascido a possibilidade de sustentar seu peso, ficando de pé. Resta apenas o equilíbrio indispensável para que possa deslocar-se com dois apoios. Ele desenvolverá esta qualidade após muitas quedas e alternando o engatinhar com o caminhar, apoiando-se em objetos que encontre pelo caminho. Devemos ter especial atenção com objetos instáveis como cadeiras e gavetas que, não suportando seu peso, poderão tombar ou deslizar, caindo sobre nosso bebê, assustando-o ou, pior ainda, machucando-o.

Andadores estão contra-indicados — principalmente se utilizados com a intenção de apressar a caminhada do bebê —, sendo responsáveis por alguns problemas ortopédicos futuros. Muitas vezes gera insegurança, pois o bebê quer andar em uma determinada direção e é desviado para outro lado pelo deslocamento desordenado do andador.

Caminhando sem apoio e correndo — Alegria maior do que a da família é a do próprio bebê ao experimentar a sensação de liberdade e independência recém-conquistadas. Já não se contenta em caminhar; prefere novas emoções, como correr. Ele optará sempre por esta modalidade, mesmo que o piso ou o local sejam inadequados.

Na ânsia de novas descobertas o próximo desafio é a altura. Uma atração e curiosidade irresistíveis se manifesta por subir em cadeiras, sofás, mesas baixas e até mesmo degrau de escada.

O filhote do homem é o único entre os animais que não teme as conseqüências da altura, muito pelo contrário: por vezes ele costuma ter fascínio por elas.

Portanto, estejam atentos e prevenidos!

— O almoço está na mesa — anuncia Martinha.

— Gente! Nem vi a hora passar — anima-se Paulo, interrompendo a leitura e apressando-se em sentar-se à mesa.

— O cheirinho está maravilhoso — elogia Vânia.

— A comida da Casa de Saúde é ótima, mas já estava com saudades do seu tempero.

— Meu tempero é que nem feitiço — filosofa Martinha. — Prende pela boca.

— Nada como uma refeição caseira e balanceada, não é, Martinha? — Vânia olha para ela como quem dá um recado.

— Depende do que vocês entendam por balanceada... — avisa Martinha, fingindo-se de desentendida.

— Nutrientes bem equilibrados. Nada de mais nem de menos.

— Essa é a minha comida, patroinha: sempre no ponto.

— Só provando pra ver! — Paulo pega os talheres e se prepara para matar a fome. — Quer que eu te sirva, amor?

— Por favor...

— Bom apetite! — deseja Martinha, deixando o casal a sós.

Paulo serve os pratos e os dois comem com prazer.

— Quer mais uma colher de suflê?

— Não, obrigada — agradecer Vânia. — Tenho que me cuidar, amor.

— Mas você está ótima. Quase nem parece que engravidou.

— Quase — Vânia faz questão de frisar.

— Nem esquenta. Do jeito que você é, em pouco tempo vai recuperar a forma antiga.

— Falta pouco agora. Com a saída do Lucas, da placenta e do líquido amniótico restam apenas uns três quilos referentes à água acumulada durante a gravidez.

— E a melhor maneira de perdê-la é amamentando, lembra?

— Claro. Foi muito bom eu ter controlado o peso durante a gravidez. Agora vai ser bem mais fácil.

— Também conheço uma maneira ótima de perder peso... — arrisca Paulo, dirigindo um olhar sedutor para a esposa.

— Eu só conheço duas: exercício e dieta.

— Faltou a principal — diz ele, pisando no pé dela debaixo da mesa. — Sexo.

Vânia enrubesce, olhando para a porta da cozinha.

— Olha a Martinha...

— Quando vamos poder retomar a nossa vidinha sexual? — pergunta ele, baixinho.

— Você não ouviu a doutora? Disse que aguardássemos os lóquios cessarem completamente.

— Lóquios?

— Isso você não lembra?

— Não... — Ele faz cara de santo.

— O líquido sanguinolento que escorre dos órgãos genitais durante o pós-parto, Paulo.

— E isso demora quanto tempo?

— Achei que você tivesse escutado a nossa conversa. Ela alertou inclusive para o risco de uma nova gravidez caso não optássemos por um método anticoncepcional.

— Engraçado... Sempre soube que quem amamenta não engravida.

Martinha, que acabava de entrar na sala, intromete-se na conversa:

— O senhor é que pensa. Na minha terra tem um monte de mulher de barriga amamentando. Nunca lhe contaram que é mais fácil pegar uma gravidez logo depois do parto?

— Ela tem razão, querido. O fluxo menstrual demora até três meses para recomeçar. Como uma ovulação pode ocorrer antes, fica impossível identificar o período fértil.

— Você vai tomar pílula?

— De jeito nenhum. Ela pode interferir com a produção do leite.

— Mas então quais são nossas opções?

— Pode trazer a sobremesa, Martinha.

— A senhora manda.

Vânia aproveita o momento em que Martinha retorna à cozinha para comentar em voz baixa:

— Acho que o melhor método é a abstenção sexual.

— ABSTENÇÃO SEXUAL? — Com o susto, Paulo aumenta o volume da voz sem perceber.

— Daria para conversarmos sobre esse assunto mais tarde, quando estivermos sozinhos?

— Você não está falando sério... — balbucia Paulo, perplexo.

— São apenas três meses, amor... O que custa?

A brincadeira deixa Paulo tão pensativo e deprimido que Vânia resolve encerrá-la:

— Estou brincando, amor.

— Jura? — Ele custa a acreditar.

— A doutora sugeriu o DIU ou a camisinha. A gente escolhe o que for melhor para nós.

— Salada de frutas com sorvete! Quem se habilita?

A retomada da atividade sexual no puerpério exige dos casais uma certa dose de paciência e compreensão.

O aleitamento, por exemplo, exige que a mãe fique disponível para atender a seu filho, dia e noite. Até que ele estabeleça seu ritmo de mamada, ela fica cansada e sem disposição para o sexo.

A natural preocupação com seu bebê, na expectativa de que chore, também interfere no seu envolvimento e na qualidade da relação sexual.

Enfim, a presença de uma terceira pessoa que necessita de atenção e cuidados de toda ordem acaba exigindo dos casais adaptações, criatividade e muito afeto.

Quando nos cursos os casais perguntam — "Mas nunca mais será como antes?" — o que lhes digo é que a tendência é sempre melhorar à medida que seu bebê se desenvolve e torna-se menos dependente.

O final de semana se aproxima. É na primavera que a natureza se instala com toda sua beleza e pujança. Os dias tornam-se mais quentes e as noites mais amenas. Vânia e Paulo aguardam ansiosamente a hora de poderem passear com o Lucas na pracinha.

— Adivinha o que aconteceu? — Vânia vem radiante com o bebê no colo todo enrolado numa toalha felpuda.

— Conta.

— Quando tirei a fralda dele, antes do banho, o coto umbilical caiu!

— Jura? Cadê? Quero ver!

— Ai, amor, você acha que eu ia guardar de lembrança?

— O que há de errado? Minha mãe guardou o menisco que tiraram do meu joelho. Tá comigo até hoje.

— Nem mostra que eu não quero ver.

— De quem é essa barriguinha linda? De quem é? — Paulo brinca com Lucas, que ensaia um sorriso na direção do pai.

— Ele riu pra mim! Você viu? Ele riu pra mim!

— Está muito cedo pra isso, ele quer que você ponha a roupinha enquanto eu dou um jeitinho no quarto dele.

— É pra já, filhão — anima-se Paulo.

A participação do pai nas tarefas com o bebê deve ser encorajada e elogiada, mesmo que ele apresente alguma dificuldade para executá-la. Por pura impaciência muitas mães alegam: "Deixa que eu faço, você não sabe fazer direito." Ou: "Não adianta, ele só dorme no meu colo." Ou ainda: "Você não consegue aprender..." Com seus comentários e críticas ela só consegue inibi-lo. Mais tarde acabará por cobrar esta ajuda sem perceber o quanto contribuiu para seu afastamento.

— Querida, minha boa vida acaba na segunda-feira — lamenta Paulo.

— Que pena, meu amor. Vou sentir sua falta.

— E eu... — Depois de um abraço apertado, ele tem uma idéia. — O que você acha da gente continuar a leitura do guia? Falta tão pouco para o final.

— Acho ótimo. Vamos levá-lo para a sala no carrinho. Assim ele também participa da leitura.

Os dentinhos

É ao longo do segundo trimestre de vida que aparecem os primeiros dentinhos. Antes mesmo que possamos visualizá-los percebemos sua chegada pela excessiva salivação e uma certa irritabilidade do bebê, mordendo nervosamente objetos que leva à boca.

Devido à inflamação da gengiva que se torna avermelhada e inchada, algumas vezes esse momento pode ser acompanhado por febre moderada (até 38 graus).

O frio local atua como anestésico aliviando os sinais descritos. Os dois incisivos inferiores são os primeiros a aparecerem, seguidos dos incisivos superiores e, posteriormente, de mais dois inferiores — e assim por diante.

A utilização de chupetas, principalmente se inadequadas, pode interferir com a qualidade da dentição e seu uso deve ser desestimulado. Se o bebê manifesta tendência para colocar algo na boca como o próprio dedo, ponta do travesseiro ou da fralda de pano, sua introdução se justifica. Com a chupeta mantemos melhores condições de higiene, esterilizando-a sempre que necessário. Devemos escolher as menores e mais leves, próprias para recém-nascidos, e as ortodônticas, quando aparecem os dentinhos.

A fala

É através dela que nos distinguimos dos demais animais. A fala é o resultado da nossa atividade intelectiva que nos permite elaborar pensamentos e expressá-los com palavras. É na região frontal do cérebro que ordenamos os pensamentos e planejamos como vamos expressá-los. O centro da fala permite que articulemos sons e palavras para atingirmos tal objetivo. Entretanto, para que nos façamos entender, reproduzimos a linguagem que estamos habituados a receber no nosso centro da audição do lobo temporal, o nosso idioma.

Com o crescimento do bebê, seu cérebro aumenta de tamanho e vai lentamente desenvolvendo todas estas capacidades. Inicialmente este aprendizado se inicia com o bebê emitindo sons semelhantes a vogais: a, a, a, a, a, a, a, a ou e, e, e, e, e, e, e, e, e. A seguir, ele consegue articular sílabas como: paaaa, maaaaa, baaaaa, peeee, meeeee etc.

Na tentativa de identificar pessoas ou objetos, por exemplo, ele une as sílabas para formar palavras como: mama, papa, vovó, au-au, bibi... Mais adiante a associação destas palavras possibilita ao bebê expressar desejos e vontades: qué água, não qué papá, dá isso etc. Parte deste processo de aprendizado da linguagem é auxiliada pela oportunidade da criança reproduzir ou imitar o que ouve.

Ao nos dirigirmos a ela, devemos evitar o uso de expressões erradas ou entonações infantis. A grande motivação da criança para desenvolver sua linguagem é a necessidade de se fazer entender. Se nos esforçarmos para compreendê-la, mesmo quando não o faz corretamente, dificilmente ela sentirá necessidade de fazê-lo.

Devemos ter paciência e aguardar que ela encontre a palavra adequada e a pronuncie sem erros. Isto é freqüentemente observado nas crianças que possuem irmãos mais velhos. Eles acabam servindo de "intérpretes" entre o mais novo e os adultos, retardando a utilização da linguagem correta como forma de expressão.

Como pudemos perceber, a fala é parte importante de uma necessidade maior, a comunicação entre pessoas. Nossos filhos poderão fazê-lo com mais facilidade e qualidade se pudermos estimulá-los no hábito da leitura e da escrita.

Até que uma criança possa se valer da linguagem para se expressar satisfatoriamente, ela desenvolve outras formas de comunicação por nós pouco valorizadas. A perda do apetite, a irritabilidade, a desatenção na escola, voltar a urinar na cama, pouca sociabilidade são exemplos da utilização destas vias alternativas.

Assim como se valem desses canais também são capazes de percebê-los nos adultos. Temos a noção equivocada de que podemos conversar qualquer assunto na frente das crianças, certos de que elas não serão capazes de entendê-los, já que ainda não falam corretamente. Muitas crianças reagem à decisão de seus pais de se separarem muito antes deles abordarem este assunto diretamente com elas. Captam esta intenção nos gestos e nos comportamentos de ambos.

Com quem deixar o bebê

Há um momento em que a separação se impõe até mesmo por razões práticas. O retorno ao trabalho é uma delas. Certamente ela é sempre mais dolorosa para os pais. Se desejarmos que nossa criança aceite com segurança e tranqüilidade a decisão que tomamos é fundamental que também nós estejamos seguros e tranqüilos em relação a ela.

Refletindo, desde já, sobre as informações e orientações aqui apresentadas, nós, pais, estaremos nos preparando para que nossas decisões sejam as mais adequadas possíveis, objetivando um desenvolvimento saudável e o bem-estar de nosso bebê. Teremos oportunidade de constatar isso com a convivência futura. Pouco importa se optarmos em deixá-lo com a avó, a babá, na creche etc. Podemos transferir para outros tarefas e cuidados sem nunca nos esquecermos de que somos seu maior referencial afetivo. Isto é o que valoriza nossa opção pela maternidade e paternidade.

Felicidades!!!

Lucas já está com quase quatro meses de vida. Ele é o orgulho da avó Teresa. Álvaro não se cansa de alardear suas peripécias, inclusive seu bom comportamento ao tomar seu primeiro lote de vacinas.

Preparava-me para sair da Casa de Saúde quando meu celular vibra na cintura. Atendo e reconheço imediatamente a voz de Vânia.

— Há quanto tempo vocês não vêm aqui em casa, tio Sergio?

— Oi, minha querida, faz um tempinho, é verdade — reconheço, saudoso.

— Os dentinhos do Lucas já estão nascendo, daqui a pouco ele vai começar a engatinhar e vocês até agora nem sinal de vida.

— Você tem toda razão. Essa vida corrida de médico insiste em prejudicar nossa vida social e em nos manter longe dos amigos. Mas fico contente em saber que vocês têm sentido minha falta.

— Vocês podem vir aqui em casa amanhã às oito da noite? Precisamos muito conversar com o senhor.

— Ah, é? Já está combinado. Amanhã, às oito da noite.

— Ficaremos aguardando vocês.

— Obrigado pelo convite. E lembranças ao Paulo e ao Lucas.

Confesso que o convite me causou uma certa apreensão. Levantei uma série de hipóteses, prontamente descartadas. Ao chegar em casa, comento com Cláudia, que, após um curto silêncio, profetiza:

— Não deve ser nada demais, Sergio. Você está com caraminholas na cabeça.

— Pode ser — concluo, fingindo acreditar.

No dia seguinte, à noite, fomos recebidos por um Paulo bastante alegre e sorridente. Como sempre, aliás. Essa simpatia era uma das mais marcantes características do seu temperamento. Cumprimentamo-nos efusivamente como de costume. Minhas preocupações começavam a se desfazer.

— Vamos até o quarto do Lucas! — convida ele. — O garoto acabou de mamar e ainda está acordado. Vocês vão ver só como ele cresceu e ficou bonito como o pai... Martinha! — grita ao passar pela porta da cozinha. — Pode providenciar o jantar. Nossos convidados acabaram de chegar.

Num aspecto, Paulo tinha realmente razão. Era um belo bebê: tranqüilo, alegre e saudável. Ficamos contentes em revê-los. Quanto às semelhanças fisionômicas... Bem, ainda é muito cedo para concluir.

Depois de nos brindar com um caloroso abraço e um beijo, Vânia termina de vestir o Lucas, que sorri para nós como se nos reconhecesse.

Ficamos algum tempo papeando, aproveitando sua vigília. Até que ele finalmente dorme. Segundo o relato dos pais, tinha sido um dia exaustivo.

— Quem fala primeiro? — diz Vânia quase sussurrando para Paulo.

— Você, claro.

Começo a me sentir apreensivo de novo. O que eles queriam me contar?

— A gente chamou vocês aqui para fazer um convite — diz Vânia, cheia de sorrisos.

— Pois não, minha querida; faça.

— Fala logo, Vânia — incentiva Cláudia. — Quer nos matar de curiosidade?

— Vocês gostariam de ser padrinhos do Lucas?

Um profundo silêncio toma conta do ambiente. Um misto de surpresa e emoção se apodera de mim. Contemplo o sono plácido e o semblante sereno de Lucas. O casal se entreolha com a expectativa da minha resposta.

Lembranças desses longos anos de trabalho e dedicação invadem minha mente, desde a fundação da clínica, a formação da equipe, até a gravidez de Vânia. Sua participação na ginástica, a freqüência aos cursos, os papos no barzinho. Experimento um agradável e reconfortante sentimento de dever cumprido e penso: sim, valeu a pena o esforço de uma vida.

Apesar da voz embargada pela emotividade do momento ainda consigo dizer:

— Se é para o bem do Lucas e felicidade geral da família, diga aos pais que aceitamos.

— Puxa, tio Sergio! — exclama Paulo aliviado. — Você quase nos mata de susto!

Como numa marcação teatral, Teresa e Álvaro entram no quarto trazendo nos rostos aquela cumplicidade de quem já sabia ou até mesmo contribuiu para o convite. Antes do jantar, confraternizamo-nos todos, amigos queridos e leais de longa data e agora também compadres.

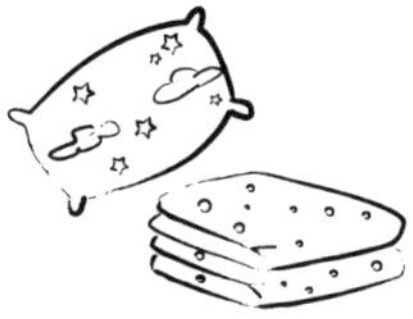

Palavras-chave para consulta rápida

O autor

SERGIO AMARAL MIRANDA graduou-se em Medicina e concluiu a pós-graduação em Anestesiologia, tendo integrado diversas equipes obstétricas. Fundamentou e estruturou a abordagem multidisciplinar para o trabalho com gestantes e casais grávidos conhecido como Método Gestética. Seu pioneirismo na utilização da ginástica médica na gravidez e sua larga experiência levou-o a participar de inúmeros cursos, palestras, congressos e eventos em várias cidades brasileiras, tanto dirigidos a gestantes como aos profissionais da área de saúde. Destacam-se sua participação nos cursos "A gestante e o recém-nascido" promovidos pelo jornal *O Globo*; seu trabalho como consultor-médico das revistas *Pais & Filhos* e *Mulher*; os cursos ministrados mensalmente na Casa de Saúde São José (RJ) sobre preparação para o parto e primeiros cuidados com o bebê.

Para informações acesse a página www.gestetica.com.br ou telefone para (21) 9372-4100.

Este livro foi composto na tipologia Lapidary 333,
em corpo 12/16, e impresso em papel
Off-set 75g/m^2 no Sistema Digital Instant Duplex
da Divisão Gráfica de Distribuidora Record.